常见病名医解惑丛书·西苑医院系列

名医解惑
肝　癌

唐旭东　总主编

吴　煜　袁菊花　编　著

中国科学技术出版社

·北　京·

图书在版编目（CIP）数据

名医解惑　肝癌 / 吴煜，袁菊花编著 .—北京：中国科学技术出版社，2016.1

（常见病名医解惑丛书 . 西苑医院系列）

ISBN 978-7-5046-6900-1

Ⅰ. ①名…　Ⅱ. ①吴…　②袁…　Ⅲ. ①肝癌—防治

Ⅳ. ① R735.7

中国版本图书馆 CIP 数据核字（2015）第 242123 号

策划编辑	张　楠
责任编辑	张　楠　杨　丽
责任校对	何士如
责任印制	张建农
装帧设计	中文天地

出　　版	中国科学技术出版社
发　　行	科学普及出版社发行部
地　　址	北京市海淀区中关村南大街16号
邮　　编	100081
发行电话	010-62103130
传　　真	010-62179148
网　　址	http://www.cspbooks.com.cn

开　　本	787mm × 1092mm　1/16
字　　数	108千字
印　　张	8
版　　次	2016年3月第1版
印　　次	2016年3月第1次印刷
印　　刷	北京玥实印刷有限公司
书　　号	ISBN 978-7-5046-6900-1 / R·1857
定　　价	20.00元

常见病名医解惑丛书·西苑医院系列

总编委会

总 序

中国中医科学院西苑医院专病门诊由来已久。专病门诊的设立帮助患者减少就医的盲目性，帮助中青年医生稳定临床方向、提高临床疗效。通过专病门诊的建设，一批中青年名医脱颖而出，成为临床有疗效、患者能信任的专家群体。他们在专病门诊悉心解答患者疑惑，讲解中医科普知识，指导患者形成正确的疾病观、治疗观，使其配合医生积极治疗，获得了患者的广泛欢迎和赞誉。

《常见病名医解惑丛书》的作者均来自于西苑医院中青年名中医为主的专家群体，他们将专病门诊中需要患者掌握的疾病防治知识、注意事项、治病小窍门等整理成册，简明扼要，精练适用，凝聚了专家的心血以及宝贵医患沟通与健康教育的经验。建议读者阅读时，不必拘泥于从头至尾的顺序阅读，可以根据自己的兴趣与需要，选择相关内容先后阅读，必要时做些笔记，使自己也成为慢病防治的行家里手。

本丛书的出版得到中国中医科学院西苑医院和中国科学技术出版社的大力支持。西苑医院唐旭东院长始终如一关心专科门诊的建设与中青年医师的成长，亲任丛书总主编；西苑医院医务处的杜佳楠、杨怡坤等多位同志也为本书的出版做出了贡献。中国科学技术出版社张楠编审及其他编辑悉心指导专家撰写科普著作，不厌其烦地进行修改润色，使本丛书得以顺利出版发行。

由于本丛书作者众多，科普著作之撰写比专业著作更难、要求更高，在措辞、语言通俗性方面难免会有不足。医学发展日新月异，本丛书的编写是专家在繁忙的临床、科研、教学工作之余完成，历时 3 年有余，数易其稿，疏落之处仍属难免，敬请广大读者提出宝贵意见以利今后改进提高。

中国中医科学院西苑医院

2015年7月18日

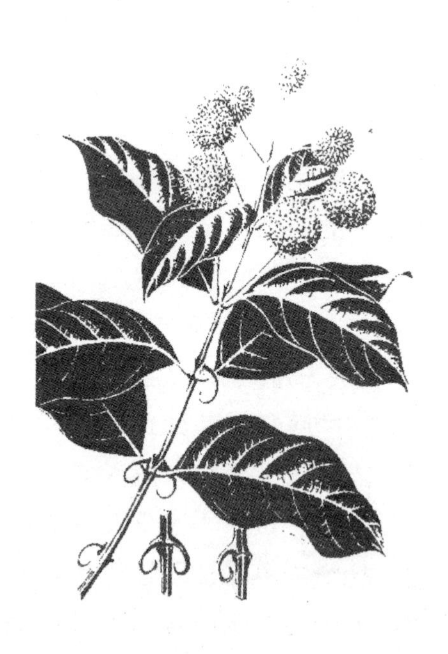

前言

虽然中医在肿瘤的治疗方面取得了很多成就，但任何一种肿瘤对于大多数患者来说，都是非常现实和可怕的。20多年来，我一直在临床看病，几乎每天都接触患者和他们的家属。在这些年里，我治疗了很多病人，并将一部分人从死亡线上拉了回来。凭借这些临床经历，我想我是知道作为患者及其家人最想了解的看病、治病和养病的知识。

作为一名肿瘤专科医师，深感在临诊工作中与患者及家属沟通有限，难以对其疑问做到全面充分的解答，时常要面对一双双渴求的眼神。本书正是将肝癌患者需要了解的知识详细地、尽量通俗易懂地进行讲解，并试图将患者对疾病的恐惧思想转变为积极的、正面的知识和行动。

此次在西苑医院和中国科学技术出版社的大力支持及指导下，我将对肝癌患者多年的诊治心得及数年和肝癌患者及家属接触中所遇到的各种问题进行更全面的、详细的解答。在写作此书时因日常临床及科研工作的繁忙，再加上需要用更通俗的语言及编辑的力求完美，写作比想象中艰难许多，几易其稿，才最终付梓。希望借此书籍能为广大肝癌患者及家属解决更多疾病所困扰之疑问，此乃我心足矣！

吴　煜

2015.10

目 录

第三章　肝癌患者就医需知

第四章　肝癌的西医治疗

第五章　肝癌的中医治疗

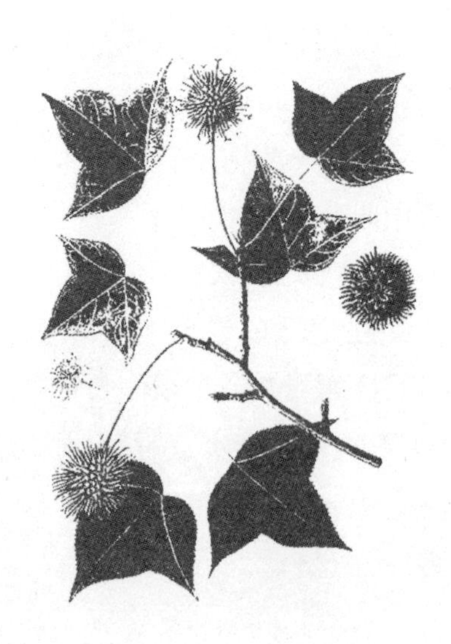

小　引

请为健康预留 15 分钟

随着科学技术的进步和医学知识的普及，很多患者在网上一搜索就可以了解到很多有关肝癌的知识，于是开始给自己下诊断或者宣判结局。您是不是也一样，听听这个大夫的，看看那本书的，再找某个病友问问，越听越糊涂，越听越绝望。没得病的，怕自己得病；有肝癌相关异常指标的，成天多思多疑；得病的，更不得了，折腾看病，折腾吃药，身心俱惫，可身体仍每况愈下……

怎样才能对自己的病情有一个正确的认识，既不要给自己过早判死刑，整日唉声叹气，疑神疑鬼；也不要因没什么不适感觉而粗心怠慢；或者讳疾忌医，消极不治，过一天算一天……

在阅读此书之前，您可以先用 15 分钟的时间做个简单的小测试。

1 判断是否属于肝病高危人群

表 1 是一个对肝癌高危人群的调查表，如果你满足其任何一项，就需要对你的肝脏多加以关心了！进一步的检查、随访都必不可少。

表 1　肝病高危因素

因素	
有慢性肝炎病史，男 45 岁以上，女 55 岁以上者	□
5 年以上的乙肝或丙肝病毒标志物阳性	□
7 年以上的肝硬化病史	□
长期饮酒者	□
长期吸烟者	□
长期进食被黄曲霉菌毒素污染的食物，如霉花生、霉玉米等	□
不明原因的疲乏无力、消化不良、腹痛、发热、黄疸	□
甲胎蛋白高于正常值	□

2 肝病检查出现异常指标

虽然未被确诊，但 AFP（甲胎蛋白）值或肝脏影像学有异常表现者（表 2），有如下建议。

表中建议 1：应积极进行治疗。

表中建议 2：应行全身系统检查，复查 AFP 值并除外非肿瘤因素引起 AFP 值升高等情况。

表 2　肝病相关异常指标

AFP 值	是否有肝脏占位表现	肝脏占位大小	建议（见下）	
>400ng/m^2	有		1	□
	无		2	□
≤ 400ng/m^2	有	<1cm	3	□
		1 ~ 2cm	4	□
		>2cm	5	□
	无		6	□

表中建议 3：应间断 3 个月复查 B 超，若肿块保持 18 ~ 24 个月稳定，可改为 6 个月检测 1 次；若肿块有增大趋势，应连续检测肿块大小变化情况并进一步积极复查。

表中建议 4 或 5：加核磁共振或 PET/CT 检查，有典型肿瘤表现行积极治疗；若一种有典型表现而另一种未见，则应行穿刺活检；若阳性结果则行积极治疗，若阴性结果应重复活检及影像学以确诊。

表中建议 6：非肝癌高危人群可放心。

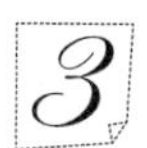 肝癌患者的状况评估

患者可根据表 3，判断自己的生活质量状态，级别越低，提示生活质量越好！

表 3　生活质量状态（ECOG 评分）

体力状态	级别	
活动能力完全正常，与起病前活动能力无任何差异	0	□
能自由走动及从事轻体力活动，包括一般家务或办公室工作，但不能从事较重的体力活动	1	□
能自由走动及生活自理，但已丧失工作能力，日间不少于一半时间可以起床活动	2	□
生活仅能部分自理，日间一半以上时间卧床或坐轮椅	3	□
卧床不起，生活不能自理	4	□

患者可根据表 4，判断肿瘤情况。肿瘤数目越少，直径越小，没有肝外转移，提示预后更好，治疗的手段越多；但肿瘤大的、有转移、数目比较多的患者提示预后欠佳，缺乏较为有效的治疗手段。在本书中第 2、3、4 章会根据患者的肿瘤情况，结合其他指标详细解读具体的治疗方法。

表 4　肿瘤情况

转移情况	有肝外转移		□
	无肝外转移	门脉癌栓或下腔静脉癌栓	□
		无大血管侵犯	□
肿瘤数目及大小	单个肿瘤	直径≥ 5cm	□
		直径 <5cm	□
	肿瘤数目 2 ~ 3 个	最大直径≤ 3cm	□
		最大直径 >3cm	□
	肿瘤数目≥ 4 个		□

Child–Pugh 分级（表 5）是目前评价肝功能储备最好的方式，对于肝癌患者手术方式及预后的评判都较为重要。一般用作术前评估，级别越高证明手术风险越高，预后越差。

表 5　肝脏功能（即 Child–Pugh 分级评分）

临床与生化检测指标	异常程度	计　分	
肝性脑病	无	1	□
	1 ~ 2	2	□
	2 ~ 3	3	□
腹水	无	1	□
	轻度	2	□
	中、重度	3	□
胆红素（μmol/L）	<34.2	1	□
	34.2 ~ 51.3	2	□
	>51.3	3	□
白蛋白（g/L）	≥ 35	1	□
	28 ~ 34	2	□
	<28	3	□
凝血酶原时间延长（PT）（秒）	1 ~ 4	1	□
	4 ~ 6	2	□
	>6	3	□

A 级（5 ~ 6分）□
B 级（7 ~ 9分）□
C 级（10 ~ 15分）□

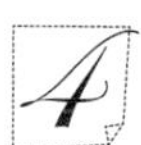

本书使用方法

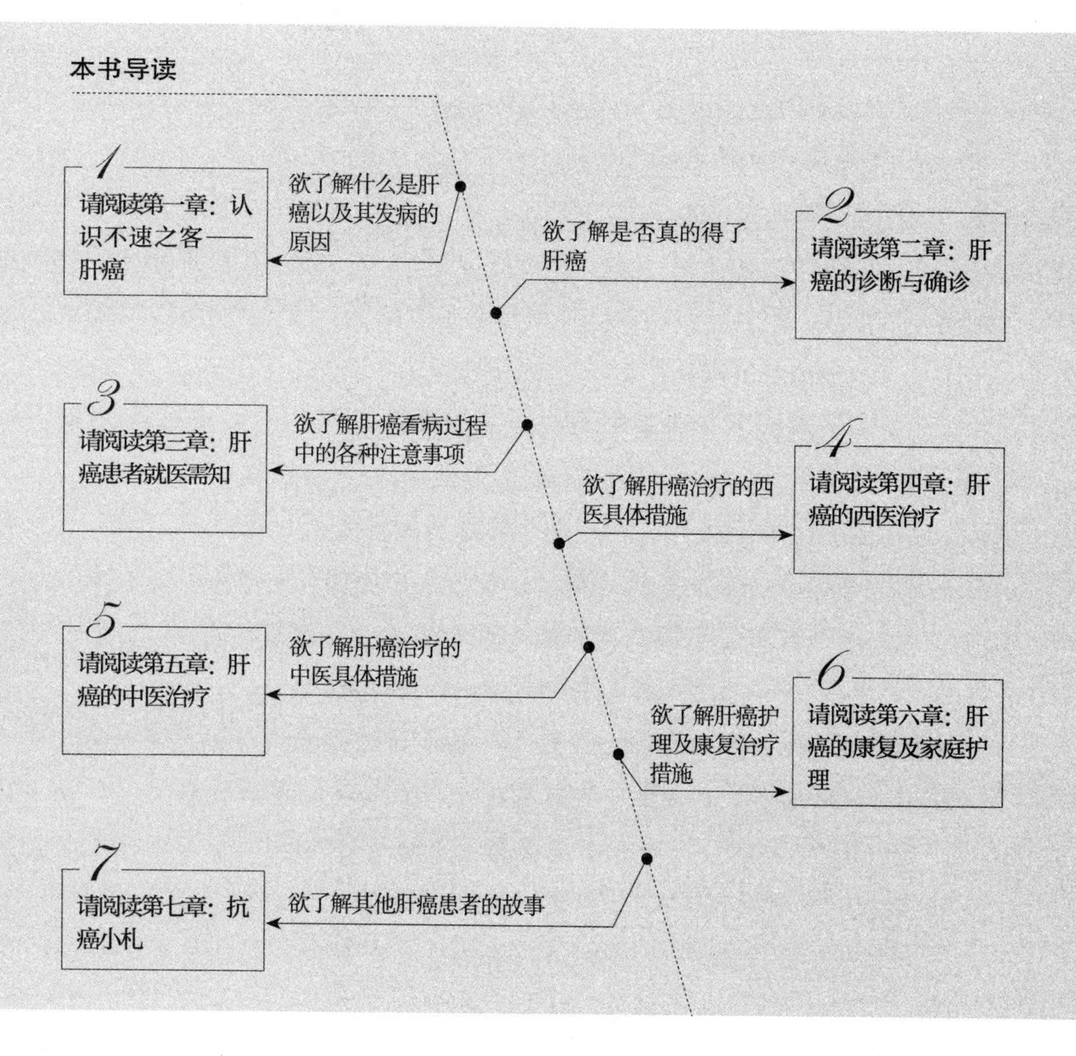

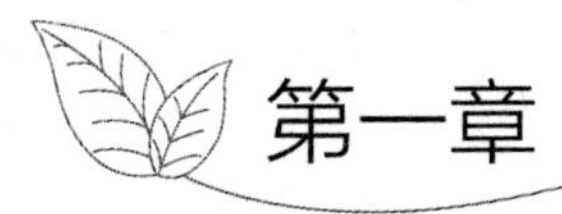

第一章

认识不速之客——肝癌

突然面临着挑战

或许是因为身体不适，需要做一个专项检查，或许是近期的常规体检某项指标异常，你来到了医院。

站在医院的大厅，医院工作人员将你的检查报告单递给你；或者坐在医生的对面，医生告诉你："很抱歉，有一个不太好的消息，你的诊断不太理想，你患了肝癌。"

今天或许就成为不幸的开始……

你也许很早就知道什么是肝癌，从别人那里听说过，或者从自己的亲人和朋友中见到过。你可能会为之一震，想到的就是这样一个结果：你即将面对痛苦和死亡。

也许有很少的一部分朋友，不知道什么是肝癌，只知道这是肝脏的毛病，是肝脏上长了个东西，但对其危害、治疗以及预后完全一无所知。

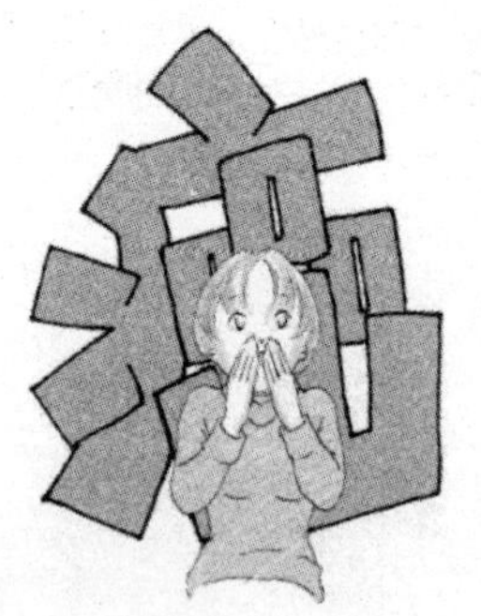

你甚至怀疑是误诊，或者仪器出了问题，医生判断有失误。人在面对困难的时候，往往对任何可能都抱有期望。

但无论是什么情况，此时都需要马上静下心来，仔细了解什么是肝癌，最终会导致怎样的结果，接下来该怎么办。

1 什么是肝癌？

在认识肝癌之前，我们先了解一下肝脏。

肝脏是一个红褐色的楔形器官，软软的，容易破裂，位于右下侧肋骨的后方，分为左右两个叶，右叶较大、较厚，左叶偏小、偏薄，里面有一系列的管道结构（血管和胆管），一般情况下体表是摸不到的。

肝脏是人体的“化工厂”（图 1-1），负责大部分营养物质的代谢转变——合成蛋白质，实现糖代谢及脂肪代谢，转化储存维生素等。其次，肝脏还是人体的“垃圾处理厂”，无论是外来的毒物、药物，还是体内代谢产生的有毒物质，都通过肝脏实现解毒。肝脏还能分泌胆汁，促进脂肪的消化。另外，肝脏还能合成许多凝血物质，患有肝病的人有时会有出血的现象，这都是由于凝血功能下降导致的。

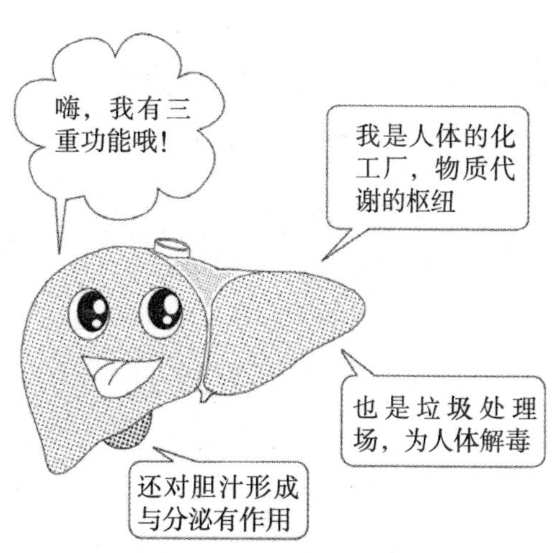

图 1-1　肝脏功能示意图

简单来讲，恶性肿瘤长在肝脏上就称为肝癌（图 1-2）。如果肿瘤是土生土长在肝脏上的，叫作原发性肝癌；如果“出生地”在人体其他部位，后来转移到肝脏上的，叫作继发性肝癌或转移性肝癌。本书主要讲解有关原发性肝癌的知识。

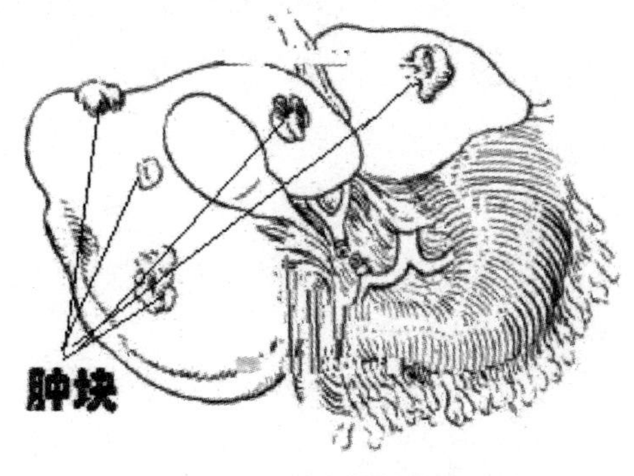

图 1-2　肝病肿块示意图

2 哪些因素可以诱发肝癌?

肝癌发生的原因是什么呢？早在20世纪70年代，我国为了降低肝癌的发病率就提出了“改水、防霉、防肝炎”的7字方针（图1-3）。

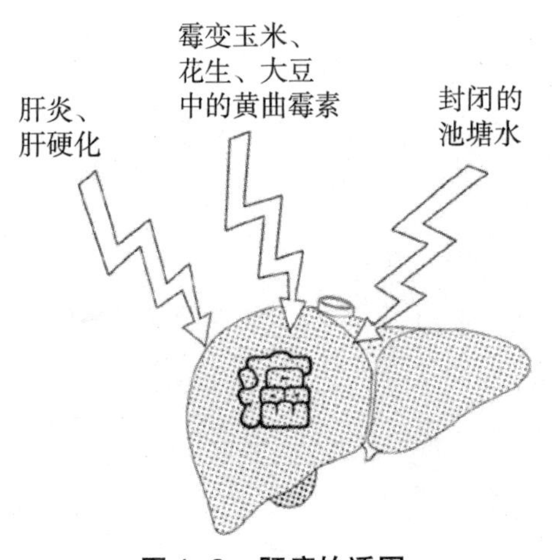

图1-3　肝癌的诱因

（1）“水”

水是我们身体最不能离开的物质，可水跟癌症有着怎样的关系呢?

经研究发现，这主要与水中发现的有机致癌物质有关，如：六氯苯、苯并芘、多氯联苯、三氯甲烷（氯仿）、1，2-二溴乙烷、氯乙烯等，含有这些物质的水源主要是死水如池塘水、宅沟水以及未经消毒或使用加氯消毒的水中。因此，日常生活中大家应尽可能饮用井水、自来水和经活性炭过滤的水。

（2）“霉”

这里的“霉”有两层含义，第一层含义通俗地说就是发霉的、霉变的食物；第二层含义则指黄曲霉菌所产生的黄曲霉素，其主要存在于发霉的玉米和花生中。研究表明，以霉变玉米为主食的地区，肝癌的发病率与死亡率均高于其他地区。在生活中，除了不要食用霉变的玉米、花生及其为主要原料而生产的各种食物外，也不要食用其他霉变的食物。而且某些研究还表明，即使煮沸了，污染的花生油中的黄曲霉素仍具有很强的毒性。

（3）“肝炎病毒”

很多患者总会问到同一个问题：“肝癌有遗传吗？肝癌传染吗？”回答

总是："肝癌没有遗传。肝癌也不传染。"

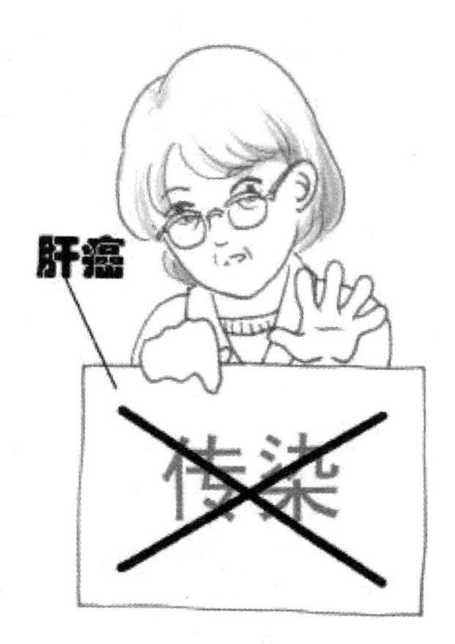

但为什么我们经常会发现一个家庭有好几个人发生肝癌，呈现家族史的特征呢？罪魁祸首并不是肝癌细胞本身，而是肝炎病毒。比如：如果母亲是乙肝病毒携带者，其子女通常在幼年期大部分被感染，并且成为乙型肝炎病毒携带者。嫁娶后，新一代子女乙型肝炎病毒携带率大约 40%，这是造成肝癌高发家庭的主要原因。

我国的肝细胞性肝癌患者中约 90% 有乙肝病毒感染，10% ~ 30% 与丙肝有关。而家族性肝癌大都与乙型肝炎病毒感染有关。目前研究显示出，乙肝、丙肝病毒感染者患肝癌的危险性分别是非感染者的 13.52 倍和 5 ~ 7.06 倍，而乙肝病毒与丙肝病毒混合感染者发生肝癌的危险性是非感染者的 32.46 倍。

如果一个患者同时感染乙肝和丙肝病毒，那么此二者则会对肝癌的发生产生协同作用，发病率将会大大增加。因为乙肝病毒启动了致癌的过程，而丙肝病毒则促进了癌变的过程（图 1–4）。

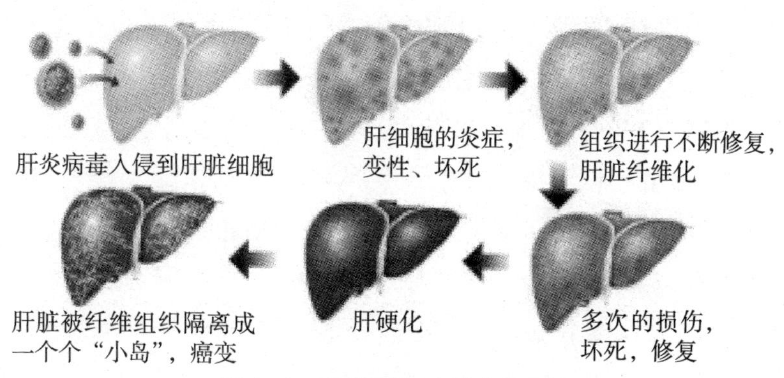

图 1–4　肝炎到肝癌的变化过程

笔者曾经接诊过一个患者，她当时是某知名大学最年轻的博士生导师，育有一女儿5岁。就诊时患者的病情已病至晚期，磁共振检查显示肝脏上满布肝癌肿块，已丧失了手术等有效治疗手段的机会。她的丈夫哭诉道："当年我和她结婚时，她和她的母亲均是大三阳患者，但是我们却未意识到这是一个多么重要的问题，吃过一段时间的抗病毒药，后来觉得没什么症状就未再继续就诊及复查，没想到几年过去了，现在却成了这样。"其实这样的患者很多，都是得了肝癌之后才知道自己还感染了肝炎病毒，或者才意识到需要进行抗病毒治疗，但为时已晚。

因此，不论是乙肝患者还是乙肝病毒携带者，每年要定期进行检查，并到医院就诊行规律抗病毒治疗！

（4）喝酒与抽烟

1）酒伤肝：虽然目前来讲没有酒精本身直接致癌的证据，但饮酒与肝癌的发生发展却有很大的关系。大量研究表明，约58%的肝癌与喝酒有关，酒精已成为继肝炎病毒后的肝癌第二大发病原因，并且研究已证实饮混合酒或烈性酒者患肝癌的危险度分别是不饮酒者的7.41倍和6.5倍。

为什么酒精会对肝脏产生这么大的影响呢？其实老百姓经常讲的"酒伤肝"就已经印证了这个问题：90% ~ 98%的酒精是需要经肝脏进行代谢的，在代谢过程中所产生的氧化剂、超氧化物、自由基等物质，对人体的毒性很大，会使肝细胞反复发生脂肪变性、坏死和再生，导致肝硬化，而最终约70%的人会转化为肝癌。

少喝酒或尽量不饮酒能减少患肝癌的风险。如果因工作需要实在脱不开，每周饮酒量最好不要超过150克，否则百害无益。

2）烟致癌：对于吸烟，很多人会问："吸烟跟肺癌有关系，跟肝癌也有关系吗？"答案是肯定的。很多研究结果均显示吸烟对肝癌发病有中等程度的增加。若患者还合并乙型肝炎病毒，那么其肝癌发病率远远高于不吸烟者。为什么呢？请看下面的例子：

甲：吸烟，有肝炎病毒感染

乙：吸烟，无肝炎病毒感染

丙：二者皆不具备

如果甲每天吸烟1～10支，患肝癌的危险性比乙高1倍多；每天吸烟11～20支则高2倍多，吸21～30支为3倍多，大于30支则风险高达8倍以上。而甲患肝癌风险则是丙的120倍。

所以说，吸烟有百害而无一利。另外，又有研究资料显示：肝癌吸烟者的生存率只是非吸烟者的一半。这些都是多么可怕的数据啊！

（5）情志与肝癌

在平时患者就诊时，如果仔细询问患者家属："患者平日脾气好不好？"得到的答案十有八九都是"不好""很不好"。若仔细观察这部分患者，尤其是确诊病患后，发现他们的情绪确实较常人激动、暴躁、易怒。

在日常生活中，人们常把脾气暴躁看成是一个人的性格特征。事实上，从中医学的观点来看，肝主情志，情绪与"肝火"关系极为密切，脾气不好、容易生气发怒的人，往往有肝脏功能失调乃至器质性病变的可能，中医学多将其归为"肝火"。"肝火"容易让人动怒，而发怒对身体的危害非常严重。国外科学家曾做过一个实验：将小白鼠放在人发怒时呼出的气体中，结果发现小白鼠竟然很快就中毒而死！

不良的情绪刺激会导致肝脏损害，而肝脏损害又会加重情绪失衡。因此，拥有一个平和的心态面对生活是非常重要的！

3 肝癌有哪些表现？

患者常常自述：“我没有哪里不舒服，挺好的”“我腹痛得比较厉害”“吃不下东西，看见什么都不想吃”“全身越来越没有力气，人也开始变瘦了”，等等。有研究数据表明，肝癌早期基本上没有什么临床症状和体征，这样的时间大致可以持续约 8 个月。等到出现了腹痛、吃不下饭、乏力、消瘦等症状，还伴有黄疸、肝脏肿大和腹腔积液等时，可能病情已经进入中晚期，此时如果治疗不及时有效，这些症状的发展是非常迅速的，可能一天一个样。虽然每个肝癌患者的身体不适有所不同，但大体来说都具备以下几个特征。

（1）症状方面

疼痛：以右上腹疼痛最常见。间歇性或持续性疼痛，活动或翻身可能会加重，甚至放散到肩背部或整个腹部、腰部。

消化道症状：饭吃得越来越少，吃得越来越不香，而且吃完还越发难受：打嗝，反酸，感觉没消化掉，甚至恶心、呕吐；腹胀、腹泻或大便次数增多；或者便秘。

发热：低烧，体温 38℃左右，不觉得发冷。上午、下午烧，或整天都在烧，吃完退烧药、使用抗生素也不退热。

消瘦、乏力：体重降低，脸越来越没有光泽，全身没力气，人也没精神。

黄疸：脸、眼睛或全身皮肤发黄，皮肤瘙痒难受，小便黄、量少；大便颜色陶土色；呕吐胆汁样物质等。

出血倾向：时不时牙龈出血，或有皮下瘀斑；呕血或便血。

下肢水肿：轻者发生在踝部，严重者可蔓延至整个下肢。

急腹症：急性腹痛，伴有血压下降，甚至休克的表现。

肿瘤转移之处会有相应症状，有时成为发现肝癌的初现症状。如转移到肺可引起咳嗽咯血，转移到胸膜可引起胸痛和血性胸水；癌栓阻塞下腔静脉，可出现下肢严重水肿；转移到骨可引起局部疼痛，或病理性骨折；转移到脊柱或压迫脊髓神经可引起局部疼痛和截瘫等；颅内转移可出现相应的定位症状和体征。

（2）体征

肝脏肿大：部分患者可在右胁部摸到一个硬硬的包块，按上去或许有些痛，表面凹凸不平，随着时间的推移，可能会长大。这就是肿大的异常肝脏或肿瘤。

黄疸：皮肤发黄、瘙痒，眼睛巩膜也发黄，小便越来越黄或颜色加深。

门静脉高压征象：脾脏肿大，容易出血，比如突然的呕血或便血。

腹腔积液：肚子越来越胀，越来越大，小便量变少。

其他（肝炎、肝硬化的背景）：肝掌、蜘蛛痣、红痣、腹壁静脉曲张及脾脏肿大等。

在全面检查中，可能还会被发现一些问题，比如被诊断为低血糖、红细胞增多症、高血脂、高血钙或性早熟、促性腺激素分泌综合征等，医学上将它们统称为伴癌综合征。因其涉及医学专业知识较多，在此不做详细阐述。

肝癌分哪几种类型？

目前在临床上肝癌的分型主要有病理分型和形态分型两种，如果二者的检查结果都具备是最好不过的了。

（1）病理分型

若肿瘤来自肝细胞，称为肝细胞癌；来自胆管细胞，称为胆管细胞癌；也有极少部分患者二者兼而有之，称为混合癌。肝细胞癌占原发性肝癌的 90% 以上，是最常见的一种病理类型。如果进行了病理检查，报告单中会有很明确的诊断。

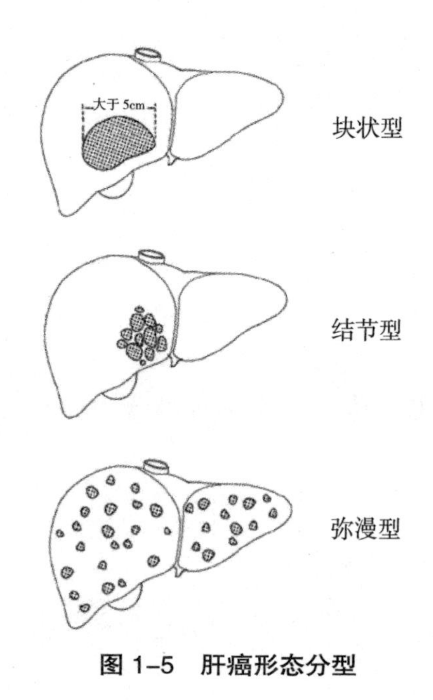

图 1–5 肝癌形态分型

（2）形态分型

我国把肝癌主要分为块状型、结节型、弥漫型（图 1–5）。

1）块状型：癌块的直径 >5 厘米。其中 >10 厘米的为巨块型，容易发生坏死，引起肝破裂。常见的亚型有单块型、融合块型和多块型。

2）结节型：癌结节一般 <5 厘米，常见的亚型有单结节、融合结节和多结节，常伴肝硬化。

3）弥漫型：癌结节小，呈弥漫性分布，易与肝硬化混淆。从米粒至黄豆大小的癌结节，弥漫肝脏，多因肝功能衰竭死亡。

5 肝癌如何分期的？

肝癌和其他癌症不一样，至今国际上没有一个统一的分期标准。现在所使用的 TNM 分期、巴塞罗那分期等多达 10 余种分期标准，每个分期标准都有其局限性，所以如果不是有经验的资深肝癌专家是很难很好把握的。

目前我国多数使用的是国际抗癌联盟（UICC）和美国肿瘤联合会（AJCC）联合制定的 TNM 分期法。T 是指肿瘤，N 指肝门淋巴结，M 指远处转移。

究竟应如何处理肝癌的分期，中国抗癌协会肝癌专业委员会多次呼吁各地专家提出建议，共同制定一个合乎国情而又能大致与国际接轨、实用性与可操作性皆强的我国肝癌分期标准。目前对于肝癌患者来说，要明确界定属于哪一期肝癌患者，尚为困难，请由专业的肿瘤科大夫来诊断。

6 肝癌会转移吗？

在前面提到肝癌有原发性肝癌，而如果是从其他脏腑的癌症转移到肝脏上的叫作继发性或转移性肝癌。同样，原发性的肝癌也有可能跑到身体的其他部位，形成新的肿瘤灶继续生长，称之为转移。那它是怎么转移到其他部位的？可以这样比喻，一条可称作“国内旅行”专线，另一条称作“国外旅行”专线。

（1）“国内旅行”——肝内转移

肝癌早期多在肝脏本体内进行播散转移，易侵犯门静脉及分支，并形成瘤栓，脱落后在肝内引起多发性转移灶。如果门静脉干支瘤栓阻塞，那病情就比较严重了。

（2）“国外旅行”——肝外转移

和所有肿瘤一样，它可以有血行转移、淋巴转移、种植转移三条路径（图 1–6）。

1）血行转移：肝癌组织穿破血管，进入血液循环，形成瘤栓，瘤栓在血液循环中存活并滞留，种植于远处器官的小血管内。血行转移理论上全身任何部位都可以到达，以肺转移最为多见，还可转移至胸膜、肾上腺、肾脏及骨骼等部位。肝癌常见的血行转移部位有肺、骨等。

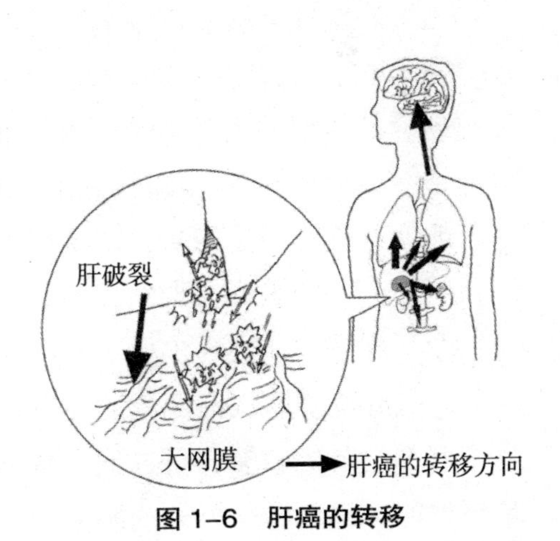

图 1–6　肝癌的转移

2）淋巴转移：肝癌细胞可以

直接进入淋巴管，也可以经过血管最后进入淋巴管。肿瘤细胞进入淋巴管后，沿淋巴管进入淋巴结内定植，并继续增殖，因此淋巴转移与淋巴液引流路线有关，而且与淋巴结逐级分站相关。肝癌常见的淋巴结转移为肝门淋巴结，进一步可转移到腹腔大血管旁淋巴结及腹膜后淋巴结，甚至继续转移到纵隔淋巴结和锁骨上淋巴结。

3）种植转移：肝癌细胞不断繁殖，瘤体增大，穿透肝包膜，向腹腔内播散转移，可以在腹膜、大网膜上种植，形成癌结节，并形成癌性腹水，当然也可以在腹、盆腔的其他器官表面进行种植。种植转移在肝癌中较少见。

7 肝癌有哪些并发症？

肝癌有如下并发症。

（1）上消化道出血

因为肝癌常有肝炎、肝硬化背景，所以易导致门静脉压力升高而引起食管中下段或胃底静脉曲张裂破出血，表现为呕血和黑便。严重者可因胃肠黏膜糜烂、溃疡和凝血功能障碍而广泛出血，导致休克和肝昏迷。

（2）肝病性肾病和肝性脑病（肝昏迷）

肝功能不全甚至衰竭基本是每个肝癌患者都会遇到的问题，但是如果出现显著少尿、血压降低、伴有低钠血症、低血钾等电解质紊乱时，就形成了肝肾综合征，即肝病性肾病；如果因消化道出血、大量利尿剂、继发感染等诱发患者神志不清，就形成了肝性脑病。肝病性肾病和肝性脑病都是肝癌终末期的表现。

（3）肝癌结节破裂出血

这是肝癌最紧急而严重的并发症。突然的爆发性腹痛有可能就是发生了肝癌结节的破裂，可导致大量出血休克而使患者迅速死亡。它可以是自发的，也可以是外力的影响，所以千万不可用力触压肝脏肿瘤或进行过度活动。

（4）继发感染

肿瘤患者因长期的疾病消耗，抵抗力较弱，所以容易并发多种感染，如肺炎、肠道感染、真菌感染和败血症等。

上面这几项并发症的治疗都会很麻烦，很多患者终日只盯住自己瘤子的大小，而忽视了这些疾病的存在和发生。导致很多肝癌患者失去生命的并不是肿瘤本身，而是这些可恶的并发症，所以一定不容忽视。

曾经有一个患者，发现肝癌时毫无症状，肿瘤大小也就1～2厘米，一个孤立的结节，如果当时接受了外科大夫的意见，这种小肝癌手术切除后长期生存的希望很大。但是他因为自觉身体没有不适，对已存有的肝硬化基础视而不见，在工作事业心的驱动下，整天忙于应酬，过度劳累，在术后的1年半不到就死于上消化道大出血。而在此之前的复查结果还显示患者的肝脏并未出现复发病灶，但提示了肝硬化程度较前加重明显。

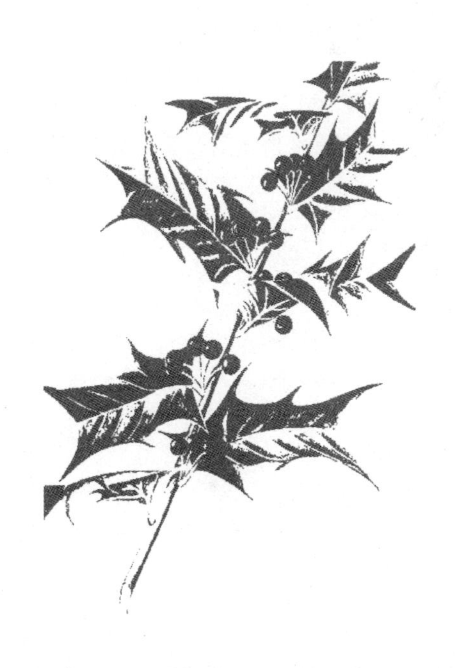

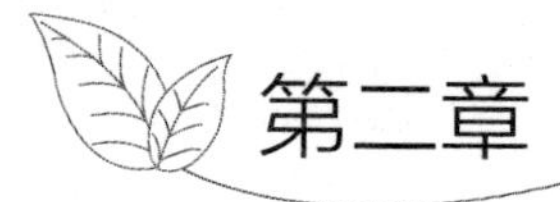

第二章

肝癌的诊断与确诊

引言

肝癌患者可能基本上没有什么不适的感觉，吃得可以，睡得可以，运动也可以，怎么就会得病呢？

1 肝癌诊断的金标准是什么？

对疾病的正确诊断必须包括定位及定性两方面，所以一个完整的肝癌诊断只有其中一个诊断都是不完备的。什么叫定位？说白了就是我们所说的B超、CT等这些影像学检查，可以提供肝脏哪个部位长了肿瘤、有多大了、其他地方还有没有等信息。但这仅是提供了部位和形状的信息，里面到底是什么东西、性质如何，这才是判断病情、指导治疗以及评估预后最重要的部分。

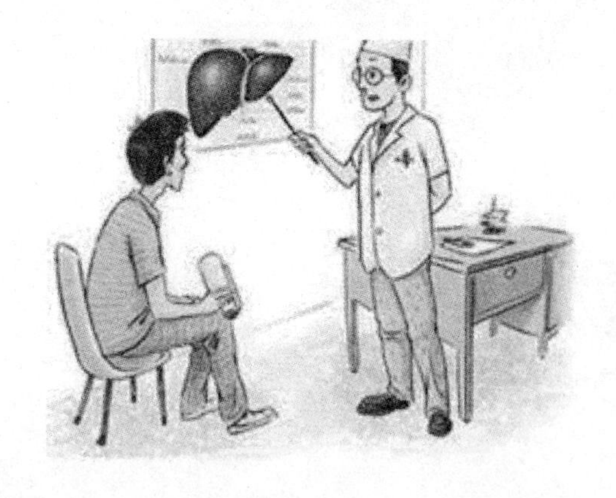

而病理诊断就是起到了这样一个作用。

其实这个道理不难理解，举个例子：两个患者，同时得了肝癌，肿块的大小和部位差不多一致，但两人的病理报告结果：甲得的是低分化肝细胞癌，乙得的是高分化肝细胞癌。那么这两个人的预后和病情进展变化情况肯定是不一致的，甲的恶性程度明显高于乙，这其实就是“透过现象看本质”的道理所在。很多情况下，拒绝了病理检查会导致疾病误诊误治，所以只要有条件就一定要行病理检查。

（1）获得病理诊断的方法

如果得了肝癌直接做了手术，那么一定会有病理检查结果；但如果未做手术，怎么能获得病理诊断呢?

目前临床上在手术前获得病理结果的办法就是肝穿刺活检（图2-1）。通常有以下几种方法：超声或CT引导下的穿刺；腹腔镜下穿刺；经皮盲目针吸穿刺或静脉穿刺。用得较多的是超声或CT引导下的穿刺。

（2）看懂病理报告单

拿到一张病理结果的报告单，上面有组织细胞的彩色图片，有普通患者从来没见过的医学专有名词，还有不知道代表什么意思的英文单词和数字。这怎么看得懂？不用太纠结，其实只要关注以下三个方面的内容即可。

1）什么类型：原发性肝癌通常分为肝细胞型、肝内胆管细胞型或混合型三种。如果出现这样的字眼，那么原发性肝癌的诊断是无疑的。如果出现了其他叙述，比如转移性癌、肝细胞腺瘤、肝母细胞瘤、未分化癌及类癌等，暂且不属于本书所讨论的范畴。

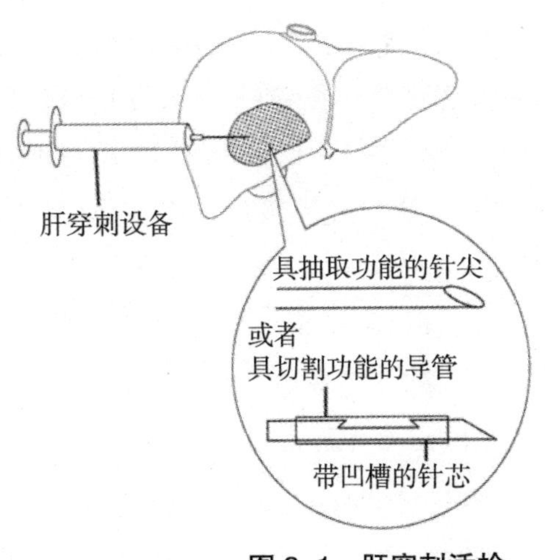

图2-1 肝穿刺活检

2）分化程度：有些报告单比较详细，写出了肿瘤细胞的分化性，比如出现了高分化、低分化或者分化好、分化差、未分化等字眼，分化程度越高，越接近正常细胞，恶性程度就越低，反之亦然。

3）是否有转移：如果是手术切除的标本，通常还会报告有无淋巴结转移、肿瘤粘连血管有无侵袭等。

不做手术或穿刺，该怎么诊断肝癌？

（1）寻找血液学指标证据

四项血液学检查，即肿瘤标志物、肝功能、乙肝丙肝筛查、凝血功能，这些检查结果对肝癌的判断很有帮助。

1）肿瘤标志物：按照专业的医学定义，肿瘤标志物是反映肿瘤存在和生长的一类化学物质，主要有胚胎抗原、糖类抗原等。它们的存在或改变可以提示肿瘤的性质，并可了解肿瘤的组织发生、细胞分化及功能，以期能帮助肿瘤的诊断、分类、预后判断以及治疗指导。

对于肝癌来说，最重要的肿瘤标志物是血清 AFP（即甲胎蛋白）及其异质体。因此，甲胎蛋白对肝癌诊断的重要性就显而易见了。对于肝癌的普查、早期诊断、术后监测和随访，都不能少了它的踪影。

其他可用于肝癌辅助诊断的标志物还有：肝癌的血清铁蛋白（SF），是原发性肝癌的第二血清学标志物，血清铁蛋白的浓度与肝细胞损伤的程度、肝硬化存在与否、肝脏铁的贮量及肿瘤大小有关。部分肝细胞肝癌患者，可有癌胚抗原（CEA）和糖类抗原 CA199 等异常增高，应纳入考虑的范围。

确诊肝癌甲胎蛋白（AFP）4 要点：① AFP ≥ 400 μg/L 超过 1 个月；② AFP ≥ 200 μg/L 持续 2 个月；③ AFP 由低浓度逐渐升高而不下降；④排除妊娠、生殖腺胚胎癌和活动性肝病。

但这里有一个重要的问题：AFP 较正常值偏高就一定是肝癌吗？AFP 值正常就一定不是肝癌吗？

答案是不一定。这可能是患者在就诊过程中最纠结的问题。

第一个问题："我 AFP 值是阴性的，不高，为什么医生说我得了肝癌？是不是误诊了，这大夫瞎说的吧？"

第二个问题："我 AFP 值比正常值偏高，做了 CT/B 超，大夫说我没得肝癌，虽然让我高兴，可我能完全放心吗？"

第三个问题："我刚查出肝癌时，AFP 值是阳性的，现在我做了治疗了，值变阴性了，是不是我就好了，没事了？"

诸如此类的问题很多很多，几乎每位肝癌患者都会遇到，当面临这些问题的时候该怎么办呢？先看一组研究报告，经过临床统计学得出的结果，在临床中确诊肝癌的患者中尚有 30% ~ 40%AFP 检测呈阴性，这其中包括其他肿瘤转移到肝脏上、高分化和低分化的原发性肝癌患者，或肝肿瘤已坏死液化者，AFP 均可不升高，但他们的确得了肝癌。

在这里需要明白这样一个道理：血清 AFP 是肝癌治疗过程中不可忽视的因素；但其只是肿瘤变化在血液系统中的反映，仅靠 AFP 值的异常不能诊断所有的肝癌，其阳性率一般为 60% ~ 70%，有时差异较大，也不除外仪器的影响。因此，需要在就诊过程中定期检测和动态观察，并且要借助影像学检查甚或病理活检等手段来与其他疾病相区分并最终明确诊断。

2）肝功能指标：肝癌可以出现门冬氨酸氨基转移酶（谷草转氨酶，AST 或 GOT）和谷氨酸氨基转移酶（谷丙转氨酶，ALT 或 GPT）、血清碱性磷酸酶（AKP）、乳酸脱氢酶（LDH）或胆红素升高，白蛋白降低等肝功能异常的表现，以及淋巴细胞亚群等免疫指标的改变。

①胆红素：如果血清胆红素值升高了，提示有黄疸的形成或肝病处于活动期。但如果升得不是太高，可以采取暂观察但继续检测的方式。如果眼睛和脸色发黄了，胆红素高于正常值的2倍以上，那么病情就比较严重了。

②白蛋白和球蛋白：正常情况下，白球比值（白蛋白和球蛋白的比值）是小于1的，如果发生了倒置，反映肝脏功能的失代偿，病情较重。

③谷丙转氨酶和谷草转氨酶：这是肝功能指标中非常重要的两个指标，升高则意味着肝细胞的损害，如果谷草转氨酶值升高较明显，那么患者肝功能损伤一定较重。

④r-谷氨酰转肽酶（r-GT）：肝癌患者阳性率为84.2%～91.2%。此酶的增高可能主要来自肿瘤本身。当肿块较大、门静脉有癌栓形成时，其升高较明显。

3）乙肝、丙肝筛查（传染病筛查）：乙肝表面抗原（HBsAg）阳性或“二对半”即五项定量检查（包括HBsAg、HBsAb、HBeAg、HBeAb和HBcAb）其中的第一、三、五项阳性或第一、四、五项阳性和/或丙肝抗体阳性（抗HCVIgG、抗HCVst、抗HCVns和抗HCVIgM）都是肝炎病毒感染的重要标志，而HBV DNA和HCV mRNA则可以反映肝炎病毒载量。

如果乙肝表面抗原（HBsAg）呈阳性，或丙肝抗体阳性，那么表示感染肝炎病毒，需要进一步进行病毒DNA滴度的检查，并要认真听取肝病科的大夫给予的抗病毒治疗建议，因为肝炎病毒对肝癌患者的危害很大。

4）凝血功能：肝脏能够合成很多凝血物质，对人体的凝血机制起很重要的作用。有研究结果显示，凝血功能检查中的一个指标“异常凝血酶原”在健康人的血液中是不能测出的，而其在原发性肝癌的患者中阳性率可以达90%以上，而且值基本都在300mμg/mL以上，所以对肝癌的诊断意义不容小视。肝细胞损害严重时，凝血酶原时间（PT）会明显升高。

另外，凝血功能的检测还是评价是否能够进行手术切除的重要指标，也是判断肝癌病情分期和预后不可缺少的指标。

（2）寻找影像学证据

目前临床上用于肝癌诊断和疗效评估的影像学检查主要有腹部B超、腹部CT或核磁共振、肝血管造影、核素显像（ECT）、PET-CT等。

1）腹部B超：其最大的特点就是方便快捷，无创，价格便宜，而且出结果较快，因此几乎每一个患者都会行B超检查（图2-2）。对于肝癌的报告结果，其描述通常是：周围有明显反射光点、光团、光带的癌瘤实性暗区，并且能指出其具体位置大小、数量以及与周围重要血管的关系。B超对于肝癌与肝囊肿、肝血管瘤等疾病的鉴别诊断具有较大参考价值，但因仪器设备、解剖部位、操作者的手法和经验等因素的限制，其检出的敏感性和准确性受到一定影响。

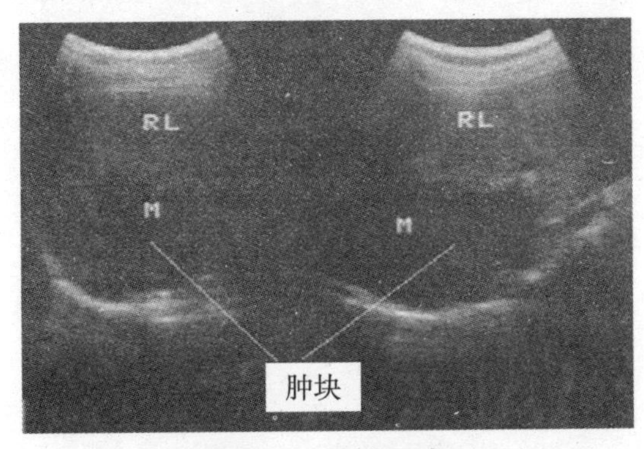

图2-2　肝癌B超

2）腹部CT：CT的分辨率高，特别是多排螺旋CT，扫描速度极快。增强CT（图2-3）除可以清晰显示病灶的数目、大小、形态和强化特征外，还可明确病灶和重要血管之间的关系，肝门及腹腔有无淋巴结肿大以及邻近器官有无侵犯。为临床上的准确分期为肝癌鉴定提供了

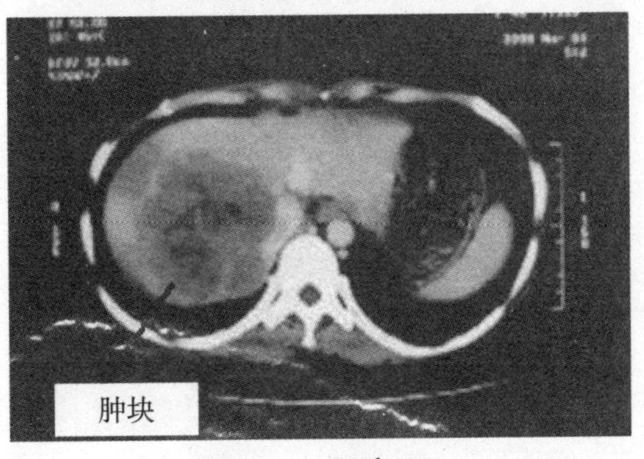

图2-3　肝癌CT

可靠依据，且有助于与肝血管瘤的鉴别。平扫多为低密度，少数为等密度或混杂密度，外形不规则呈球形或结节形，边界模糊。增强扫描表现为低密度区略缩小，境界变得较为清楚。肿块中心部位常因肿瘤组织坏死囊变，形成极低密度区。而其中的CT血管造影（CT和导管技术的结合）显著提高了肝癌小病灶的检出率和定位准确性。只要短时间内不频繁过度地使用CT照射，放射线对人体的损伤是不太大的。但如果短期内注射造影剂较多，对肝硬化严重的患者，有可能会进一步影响肝功能。CT价格比超声显像要高。

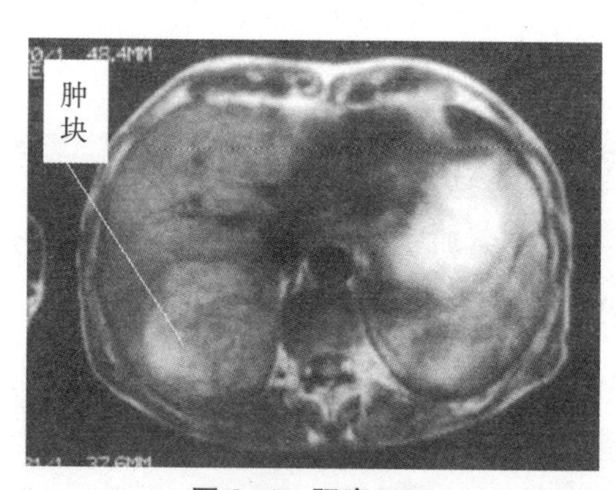

图2–4 肝癌MRI

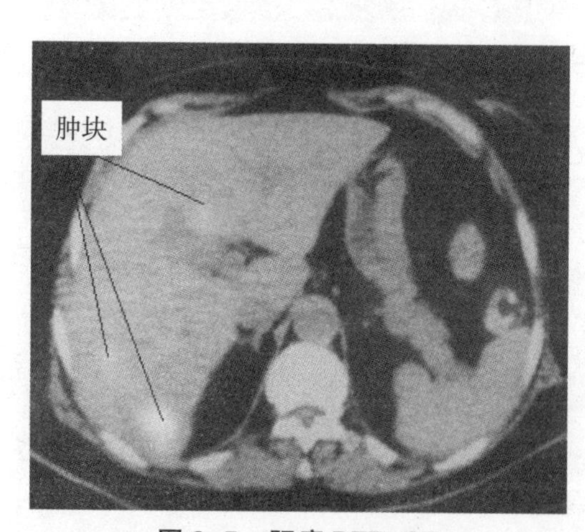

图2–5 肝癌PET–CT

3）磁共振（MRI或MR）：磁共振检查（图2–4）最大的优点是无放射性辐射，能获得横断面、冠状面和矢状面的多方位图像，而且对软组织的分辨本领远较CT要好，并且可以显示肝内各种管道的图像。对肝癌病灶内部的组织结构变化如出血坏死、脂肪变性以及包膜的显示和分辨率均优于CT。

4）正电子发射计算机断层成像（PET–CT）：PET–CT（图2–5）是将PET与CT融为一体而成的功能分子影像成像系统，既可由PET功能显像反映肝脏占位的生化代谢信息，又可通过CT形态显像进行病灶的精确解剖定位，并且同时全身扫描可以了解整体状况和评估转移情况，达到早期发现病灶的目的，了解治疗前后肿瘤的大小和代谢变化。该技术在我国大多数医院尚未普及应用，而且价格极其昂贵。虽然不推荐其作为肝癌诊断的常规检查方法，但可以作为其他手段的补充。

5）单光子发射计算机断层扫描仪（ECT）：ECT 全身骨显像有助于肝癌骨转移的诊断，可较 X 线和 CT 检查提前 3 ~ 6 个月发现骨转移癌。

上述影像学检查各有特点，优势互补，应综合检查，全面评估各项检查结果。

（3）临床症状和体征表现

详见第一章第 12 ~ 13 页。

3 如何最终确诊肝癌？

对于肝癌的诊断，除了病理的精确诊断，其余多数肝癌的诊断，需要验血中提示甲胎蛋白升高，影像学检查提示“肝脏占位性病变”，同时还需医生进行一番去伪存真的鉴别诊断，排除其他可能。

以下四项缺一不可：①甲胎蛋白的异常；②影像学检查结果；③你是否属于高危人群；④一个专业的，高明的医生。

在明确最终的诊断前，患者千万不可自行瞎捉摸。所谓“术业有专攻”，那么怎样才能找到高明的大夫呢？不要着急，下一章笔者会详细介绍怎么寻找一位好大夫。

| 小贴士 |　常见肝癌的鉴别诊断

1. 慢性肝病　如肝炎、肝硬化。读者可以尝试做一个小记录，即做一个小表格，如图 2–6、图 2–7，把每次检查时的 AFP 和 ALT 值画在相应的部位。通过观察，如果 AFP（甲胎蛋白）与 ALT（谷丙酸氨基转氨酶）两者的曲线分离，AFP 上升而 ALT 下降，应警惕肝癌的可能。如果二者趋势一致，那么就倾向于慢性肝病的诊断。

2. 妊娠、生殖腺或胚胎型等肿瘤　医生会建议行腹盆腔 B 超和 CT 等检查。

3. 消化系统肿瘤　某些发生于胃肠以及胰腺的腺癌也可引起血清 AFP 升高，称为肝样腺癌。鉴别诊断时，医生除了详细了解病史、体检和影像学检查外，还会测定血清 AFP 异质体的情况。如胃肝样腺癌时，AFP 以扁豆凝集素非结合型为主。

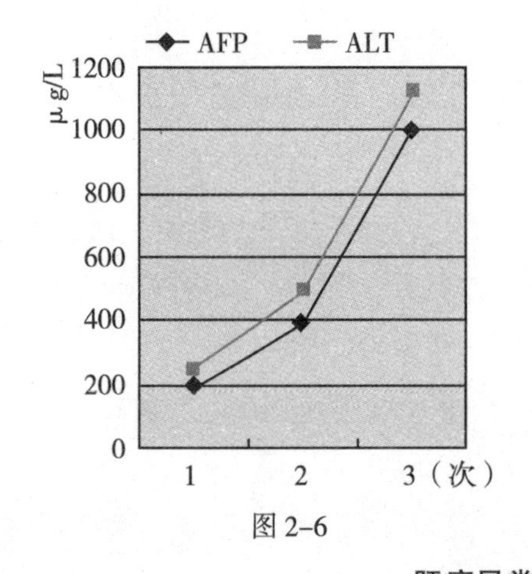

图 2–6

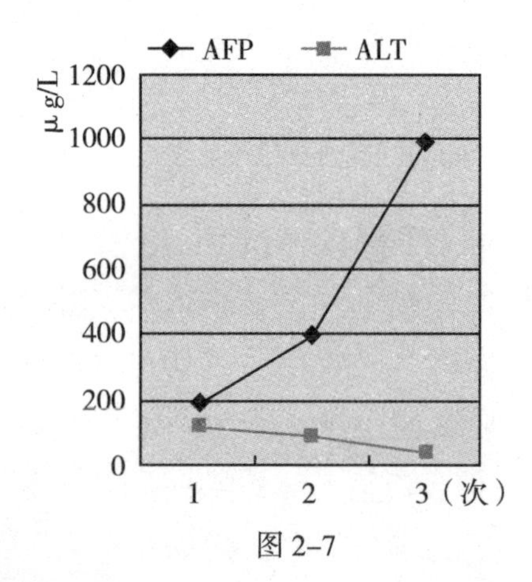

图 2–7

肝癌异常肝功能指标

第三章

肝癌患者就医需知

1 如何做到有急病也不乱投医?

突临疾病，患者和家属会有各种各样的表现：

“没事，没事，咱去医院好好查查，好好治治！”

“去大医院再好好治治吧！看看还有没有其他办法？”

“打听打听，这病去哪家医院好？”

“哎！网上说了，×× 医院治这病百分之百能好，咱也去试试。”

“报纸上，电视上都说这大夫医术特别高明。”

“我听 ×× 说了，这个偏方就能治这病！”

“咱不要在这小县城小城市看病，这儿大夫不行，咱去北京、上海找大医院去。”

“死马当活马医，能怎么治就怎么治！”

……

患者着急了，家属也着急了！赶紧筹钱，四处打听，一听哪儿哪儿、谁谁能治这病，不管三七二十一，打包行李，拽着患者就去了。暂且不说这样做对与不对，如果站在患者和家属的角度，遇上这事谁不急？当然急，突然有了一线希望，就像一盏“神灯”一样，无论如何也要试一试。

一个从未学过医，宣称“绿豆”“茄子”治百病的社会闲杂人员也可被推崇为人人敬仰的“神医”，影响力甚至波动市场经济，带动了农产品的价格。马路上随处可见的“牛皮癣”小广告、到处散发传单，这样的事仿佛已是过去，现在的“骗子”甚至可以直接上电视荧屏，可以出版自己的CD，可以写书、出书、举办讲座，等等。只能说明现在的宣传手段可谓“五花八门”，并且极具吸引力和震撼力，老百姓的认知度也有待提高。因此，当看到什么“包治百病”“百分之百痊愈”“祖传秘方”等的时候应该理智一点，这盏给予希望的“灯”是一盏“好灯”吗？是一盏真的会发出光明的“灯”吗？适合你吗？请静下心来思考思考！

（1）选对医院

先看看我国的医院都有哪些类型。除了老百姓听过的三甲医院、二级医院、社区医院等，还可以按公立医院、私立医院、小诊所等分类。我们常说的正规医院指的主要是公立医院。

怎样去看待一个医院治疗某病是否真的好？值得信赖？首先，看看这个医院是否正规。中国的医学教育有自己独有的背景，医学人才的培养有自己的特色，正规医学院校的学生就业时所选择的必然是一个正规的、医疗条件好的医院。在这样的医院里，学科发展能与学校相结合，培养研究生、博士生、博士后，这是目前我国最正规及最好的医学人才培养模式。所以，选择在肝癌治疗领域有特色、有专业带头人、有服务质量的医院才是上上之选。

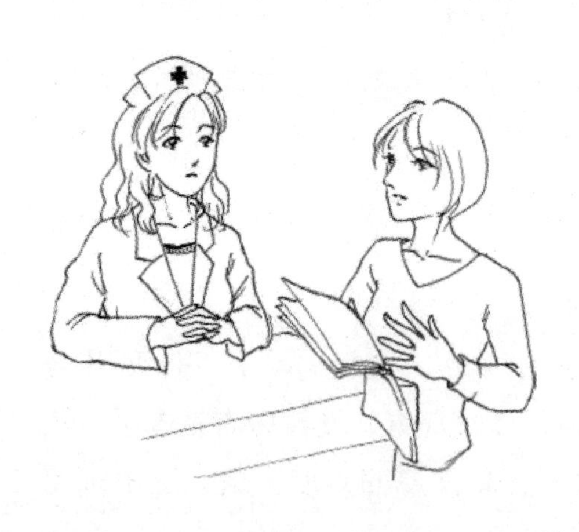

专业特色是选择医院很重要

的一部分，每个医院都有自己的长处也有自己的短板。如果得了肝癌，应该选择在消化道肿瘤方面比较有特长的医院。

（2）选对医生

谁是真正会看癌症的大夫？目前市面上冒充肿瘤专家的大夫比比皆是，确实都专业吗？这是一个很重要的问题。在这里得牢牢记住，“一个专业且具有道德心的大夫才是最佳选择”。

什么是专业呢？专业当然是指这个大夫就是学肿瘤治疗出身的，在临床中也是从事肿瘤专业治疗并且颇具临床经验，在肿瘤领域具有一定的学术地位。在医院中，医生的层次是有划分的，按级别由高到低分为主任医师、副主任医师、主治医师及住院医师。一般来说，住院医师是刚从事医学工作，他们主要负责病房的管理工作，是患者在住院治疗时首先可以看见的大夫。而主治及主治以上医师是患者在门诊就诊中所能接触到的，当怀疑自己得了肝癌或需要进行治疗时最要听取的是这部分医师的意见，当然级别越高越好。但肝癌的治疗手段很多，每种治疗手段都会有自己专业领域的大夫，所以在进行任何一项治疗时，都必须听取本治疗专业大夫的意见。举个例子：手术一定找肝胆外科大夫，介入找介入科大夫，中医治疗必须找中医大夫。

（3）选对科室

肝癌要看什么科，毫无疑问，肝胆外科。某些地区医院没有专门的肝胆外科，那么要先去看外科，以确定是否有手术切除的机会，等有了定夺之后，再去考虑其他的治疗。这是第一步，也是最关键的一步。

2 看病前需要准备什么？

对于大多数患者来说，有时真怕去医院，倒不是因为害怕见医生，而是现在很多大型的三甲医院都是人满为患，排队挂号、排队看病、排队拿药实在不是轻易之举，如果再稍微不注意细节，那么多跑冤枉路、失望而归、耽误治疗的情况经常发生。面对这些情况，具体需要注意些什么呢？

（1）挂号

现在到医院看病，最痛苦的莫过于挂号问题了，特别是要挂著名专家的号，有时比登天还难。对于外地患者，就更不用说了，好不容易大老远跑一趟，很多情况却失望而归。

1）时间：注意求诊大夫具体门诊时间，提前问好出诊日期、大夫是否按时出诊等情况。

2）咨询：关注求诊专家的号是否难挂，以做好准备——大概需要提前多长时间去排队，哪天就诊患者可能稍偏少一些。其实现在网络的功能是很强大的，某部分网站还可提供网上预约挂号，如果有幸，你可以节省很多时间。另外，现在很多著名的大夫都有自己的患者群，不仅可以了解患者对这位专家的评价，还可以从他们的交流中得到拿到号的好办法。

（2）目的

在临床上，很多患者前往医院看病，费了九牛二虎之力挂上了号，喜滋滋地排着队等着大夫的召唤，等进去了，大夫询问病情时却什么检查结果也没有，于是大夫从新开具需要做的各项检查，等待查完回来，大夫的就诊时间已经结束了，只能等待下次。因此，要明确看病的目的是什么，提早做好准备。

1）首次到某医院看病：不管是西医院还是中医院，就诊前必须带上以前在其他医院就诊的所有资料，包括各项检查报告及医生处方意见；如果曾住院，一定要带上出院记录。而最新的检查报告时间最好不要超过 2 周。医生可以参考别的医院检查结果，判断病情，以便做出进一步检查的决定和早期诊断。

2）检查或复查：上午看病、尤其是第一次上医院的朋友要空腹，因为很多抽血检查、B 超、CT 都要求空腹。如果吃了早饭，就得再跑一次了。检查或复查的患者建议挂一个普通大夫的号就可以解决。

3）定期求诊：这部分患者要注意带上每次就诊的病历本及处方资料；如果复查，一定要将上次复查结果也一并带上，可进行比较；如果有新发问题，要及时告知大夫。

（3）证件

现在到医院就诊都要实行实名制，所以带身份证很重要。而对某部分疼痛患者，需要使用麻醉类止疼药，患者不能亲自前来，一定要带上麻卡、患者身份证和取药人的身份证，差一样药都无法取回。

（4）钱

现金和银行卡最好一并带上。现在医院的检查、药费往往很贵，很多时候开了药却因为钱不够没法取走，有时住院还需要交押金，钱不够是不行的。现金多了，又不安全，最好有一张储蓄卡。现在各大医院都有自动取款机，医院附近也有银行，这样就方便多了。

（5）人

很多患者因为种种原因，不能本人到医院就诊，而是拜托家属前来，如果病例资料带得很详细，家属叙述病情比较有逻辑性还好说，医生可适当给予一些建议。但若患者家属资料带得不齐全或一问三不知，连患者哪里不舒服都不清楚，更别提之前用药和治疗了。因此，如果患者的身体在允许的范围内能自己前往见大夫是最好的，对自己和大夫的安全性更高，达到的治疗效果更好。

3 如何顺利住院？

若患者需住院治疗，需携带的用品如图 3-1 所示。

对于住院手续的办理，各医院大同小异：在医生开具住院证后，连同门诊病历、医保证和住院押金一起，在住院处办理手续（医院正常工作时间均可办理住院手续，急诊患者随时可办理入院手续），住院处会

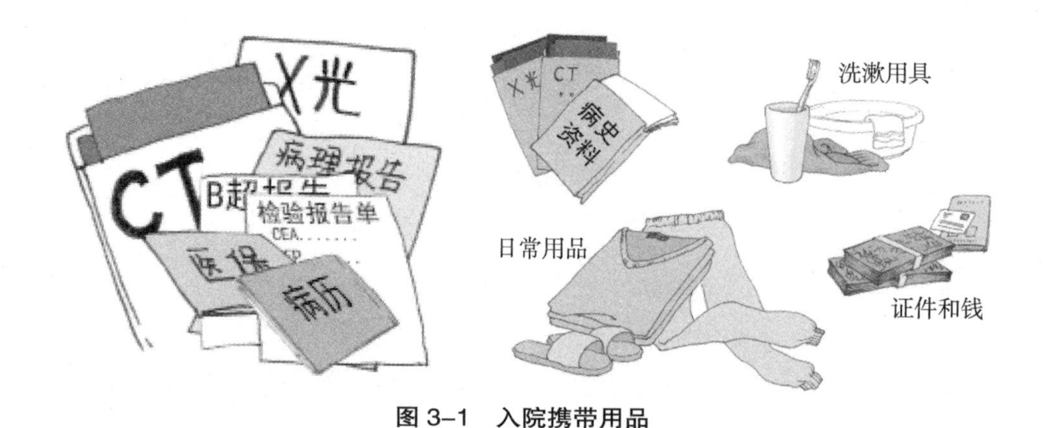

图 3–1　入院携带用品

开具押金收据（这是出院时结账的凭证，一定要保管好）。住院处办完手续后，到病房将手续单交给护士，护士会发病号服，测体重、体温，安排床位，告知哪位医生负责你的治疗，同时告知住院注意事项以及病房打开水、吃饭、上厕所等如何处理，安排好上述事情后，在病房等待接管医生即可。

接管大夫会询问与病情相关的一系列问题，患者要认真回答，不清楚的就要回答不清楚，千万不要胡编乱造（特别是进行过其他治疗的患者）。大夫查体时也要配合。

入院后，患者须听从医嘱，配合治疗，以使疾病得到最好的控制。

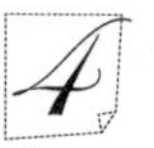 肝癌治疗的基本原则是什么？

人类抗癌历史走过几百余年，发展到现在已经取得了很大成就，但要真正攻克癌症，还有很远的路要走。在抗癌过程中不断提出的新的治疗方法，极大地丰富了肿瘤治疗的手段，不管趋于何种肿瘤，综合治疗、个体化治疗才是其基本原则。

在长期的抗癌斗争中需要将各种治疗有效结合起来，达到对肿瘤最大的抑制，这才是最重要的。对于肝癌患者来说，大的治疗原则仍不外如此。由于肝癌的特殊性，其多发生在慢性肝病或者肝硬化疾病的基础上，具有高度恶性和复杂难治的特点，更需要多学科规范化的综合治疗；在此基础上，提倡针对不同的患者或者同一患者的不同阶段实施个体化治疗。

（1）综合治疗

综合治疗（图 3–2），即根据患者的机体状况，肿瘤的病理类型、侵犯范围（病期）和发展趋向，有计划地、合理地应用现有的治疗手段，以期较大幅度地提高治愈率和改善患者的生活质量。

首先，我们知道癌症是多基因参与、多阶段形成、包含多个环节的复杂疾病。例如：有专家研究发现肝癌转移至少和 153 个基因有关，针对一个或少数几个基因的分子靶向治疗显然不够，需要研究多靶点的治疗。为此，综合治疗是治疗癌症的必由之路，是癌症研究的长远战略方向。

综合疗法有两个含义，一是根据不同的病型和病期选用不同的疗法，二是对癌症采用多种不同疗法的综合和序贯应用，后者更为重要。我国肿瘤专家几十年前就已提出这一概念，并在近年有更进一步发展，强调重视患者机体和疾病两个方面，不排斥任何有效的治疗方法。而采用单一手段进行治疗已被证明存在极大的局限性。任何一种治疗方法都有其独特的治疗效果，又都有不同程度的不足。目前肝癌的综合疗法根据其特点，有以外科为主多种方法的综合和序贯应用。

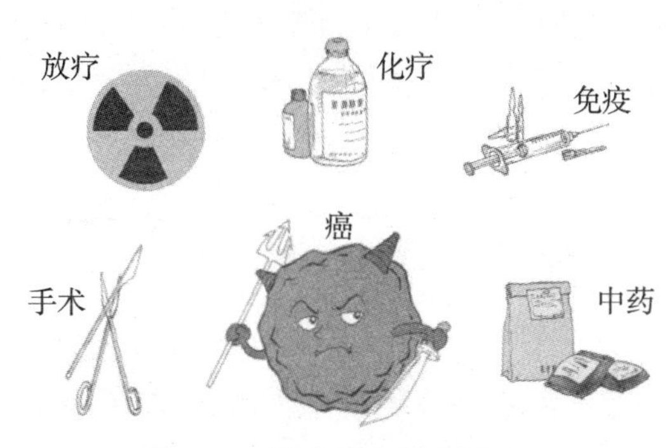

图 3–2　综合治疗的各种疗法

（2）个体化治疗

在临床上，同样的治疗，有的人好了，有的人却越来越严重；有的肿瘤大小和部位都相似，但预后却完全不同。

由于每人先天遗传特质的不同以及后天生活所处的自然环境、社会环境对心理、体质和生活习惯的影响，导致不同的肿瘤患者每人表现出明显的异质性，即使是相同大小的肿瘤也可能有完全不同的临床表现，对治疗的反应也千差万别。因此，对癌症的治疗要采取个性化综合治疗。

所谓个体化综合治疗是指在疾病发展不同阶段、不同环节、不同条件下，依据患者的具体情况，结合循证医学证据，以一种治疗方式为主、其他治疗方式为辅的个体化的综合治疗方案，以期达到最大限度地改善患者生存质量、延长生存期的目的，即“具体情况具体分析”。

随着当前医学对生命体认识的逐步深入，个体化治疗逐渐成为临床医学的一种模式。

（3）具体运用时机及模式

手术、栓塞化疗、放射治疗是经典的肝癌治疗的三大支柱，有机的结合可能会提高疗效。其他的一些治疗如生物治疗、中医中药治疗等可调节患者的免疫能力，也有一定的抗癌作用。

以前的综合治疗模式是“消灭 + 消灭”模式，比如手术切除了肿瘤，接着用放疗或化疗把残余癌灶进一步消灭。

现在治疗模式是“消灭 + 改造”模式，即不但要消灭肿瘤，还要重视改造那些残余的肿瘤，要在消灭的基础上加上免疫、抗炎、分化诱导、中医中药等治疗残癌的方法。

当然，综合治疗不仅要根据病理类型、临床分期等内容，而且还要关注这些治疗不同的作用机制、特点及缺点。只有有机地、恰当地将这些疗法结合起来，才能最终延长患者的生存期、减少毒副作用和提高生存质量。

国内有学者提出，可以依据肝癌患者的体力状况和 ECOG 评分系统（参见第 3 ~ 4 页）分为 ECOG 为 0 ~ 2 分和 3 ~ 4 分，两大类分别采取不同的治疗策略。

ECOG 评分 0 ～ 2 分：根据 Child-Pugh 分级及有无肝外转移选择不同治疗（表 3-1）。

表 3-1　EcoG 评分 0~2 分时的相应治疗措施

<table>
<tr><th>Child-Pugh 分级</th><th colspan="3">有无肝外转移</th><th>治疗措施</th></tr>
<tr><td rowspan="8">A-B</td><td colspan="3">有转移</td><td>靶向治疗、系统化疗、中医药治疗
生物治疗、姑息放疗（骨、脑转移）</td></tr>
<tr><td rowspan="7">无转移</td><td rowspan="2">门脉癌栓</td><td>预计无法完整切除肿瘤及肉眼癌栓</td><td>放疗和 / 或门脉支架植入和介入治疗</td></tr>
<tr><td>肿瘤和癌栓可被整块切除的患者</td><td>肝癌手术切除、门静脉取栓、化疗泵植入 + 术后门静脉肝素冲洗、持续灌注化疗 + 介入</td></tr>
<tr><td rowspan="2">下腔静脉癌栓</td><td>肿瘤增大压迫引起，无症状</td><td>可以不放置支架，行介入治疗</td></tr>
<tr><td>肿瘤侵犯下腔静脉引起</td><td>介入的同时放置下腔静脉支架或先放置支架，并可联合放疗、化疗、中医药治疗</td></tr>
<tr><td rowspan="3">无大血管侵犯</td><td>肿瘤数目≥ 4 个</td><td>一般不宜手术切除，首选介入或与消融治疗联合</td></tr>
<tr><td>肿瘤数目 2 ～ 3 个、肿瘤最大直径 >3cm 或单个肿瘤、其直径 >5cm</td><td>首选手术，若部分患者因为肝功能储备问题或包膜不完整而不能手术，建议对于这部分患者采用介入</td></tr>
<tr><td>肿瘤最大直径≤ 3cm 或肿瘤数目 2 ～ 3 个、单个肿瘤直径 <5cm</td><td>首选手术切除。不适合手术可考虑放疗或射频。若符合移植标准可考虑行肝移植治疗</td></tr>
<tr><td>C</td><td colspan="3"></td><td>给予支持对症治疗和中医药治疗。对于其中由于终末期肝病致肝功能失代偿的患者，如果符合肝癌肝移植适应证标准，建议进行肝移植治疗</td></tr>
</table>

ECOG 评分 3 ～ 4 分：直接给予对症治疗和中医药治疗。此处所提的各项治疗也许患者有所听说，但并不真正了解，对于其优缺点更知之甚少，在临床就诊过程中，可能会产生许多的疑问。下一章，我们会具体讲解各项肝癌常用的治疗方法，以方便患者了解查阅。

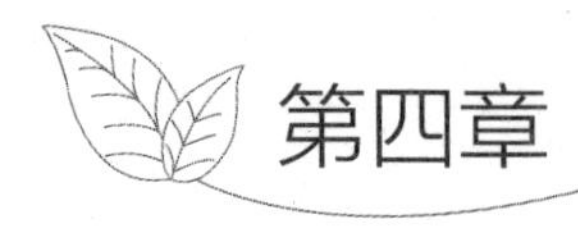

第四章 肝癌的西医治疗

1 肝癌最主要的治疗方式是什么？

“手术切除目前仍是肝癌治疗的主要手段”，这句话是所有正规的医学专业书籍里都可以看见的。肝脏中有了癌块，必须把它彻底清除，最直接的方式便是把它切了。

有这样一组数据表明，通过小肝癌切除、根治后亚临床期复发灶的再切除以及因瘤体较大而不能切除的肝癌、在采用其他方法使其缩小后再切除，约有 20% 的患者术后可获得长期生存。这在肝癌的治疗发展中，是一个了不起的数据！我国著名的肝癌专家、中国工程院院士汤钊猷先生曾在一本书上这样说过：20 世纪 60 年代肝癌患者是“走进来，抬出去”，但后来随着外科手术的进步，肝癌患者可以“走进来，又走出去”。

肝癌手术有哪些方式？

肝癌手术方式主要包括两方面：肝切除术和肝移植术。

3 肝切除的基本原则是什么？

肝癌的切除必须遵循两大原则：一是彻底性，把能切除的肿瘤都切除；二是安全性，最大限度地保留正常的肝脏组织，降低手术的并发症和死亡率。肿瘤大小是影响切除及预后的最重要因素。

（1）小肝癌

我国的小肝癌标准是：①单个癌结节最大直径≤ 3cm。②多个癌结节数目不超过 2 个，其最大直径总和≤ 3cm。③小肝癌除了体积小，多以单结节性、膨胀性生长为主，与周围肝组织的分界清楚或有包膜形成。

小肝癌患者可以做手术，手术风险不大，甚至微创手术可以解决问题。目前小肝癌切除后的长期生存是有保障的。

（2）大肝癌

大肝癌患者虽然查出时没有直接把瘤子切除的希望，可以选择先做局部治疗，如肝介入、射频、微波、放疗等，待肿瘤缩小后再切除。

（3）远处转移

当肝癌出现远处转移，实为肝癌的晚期表现，一般不宜行外科手术，而应行保守治疗。但并不是出现远处转移就绝对不能手术，这要从患者的具体情况出发。如果确定远处转移为孤立性病灶，则仍然可以考虑原发灶及转移灶的手术切除，疗效可能明显好于姑息性治疗。

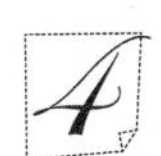

肝癌切除术的手术适应证是什么？

（1）大前提

主要根据患者的基本身体状况、能否耐受手术、手术切除术后肝脏能否正常参与身体代谢。具体来说以下情况适宜手术切除。①一般情况良好，无明显心、肺、肾等重要脏器器质性病变。②肝功能正常，或仅有轻度损害（Child-Pugh A 级）；或肝功能分级属 B 级，经短期护肝治疗后恢复到 A 级。③肝储备功能（如 ICG-R15）基本在正常范围以内；无不可切除的肝外转移性肿瘤。一般认为 ICG-R15<14%，可作为安全进行肝大块切除术而肝功能衰竭发生概率低的界限。

（2）小前提

1）根治性肝切除的局部病变必须满足的条件

单发肝癌：表面较光滑，周围界限较清楚或有假包膜形成，受肿瘤破坏的肝组织 <30%；或受肿瘤破坏的肝组织 >30%，但是无瘤侧肝脏明显代偿性增大，达到标准肝体积的 50% 以上。

多发性肿瘤：结节 <3 个，且局限在肝脏的一段或一叶内。对于多发性肝癌，相关研究均显示，在满足手术条件下，肿瘤数目 <3 个的多发性肝癌患者可从手术显著获益；若肿瘤数目 >3 个，即使已手术切除，其疗效也并不优于肝动脉介入栓塞等非手术治疗。

2）腹腔镜肝切除术满足条件：孤立性癌灶，直径 <5cm，位于 2 ~ 6 肝段。腹腔镜具有创伤小、失血量少和手术死亡率低的优点。故有学者认为对于位置较好的肝癌，尤其是早期肝癌患者，腹腔镜肝切除术表现较好。

3）姑息性肝切除术的局部病变必须满足的条件：① 3 ~ 5 个多发性肿瘤，超越半肝范围者，行多处局限性切除。②肿瘤局限于相邻的 2 ~ 3 个肝段或半肝内，无瘤肝组织明显代偿性增大，达到标准肝体积的 50% 以上。③肝中央区（中叶或 4、5、8 段）肝癌，无瘤肝组织明显代偿性增大，达到标准肝体积的 50% 以上。④肝门部有淋巴结转移者，切除肿瘤的同时行淋巴结清扫或术后治疗，周围脏器受侵犯者一并切除。

肝段（即依肝门静脉、肝固有动脉及肝管的分支及分布和肝静脉的走行将肝分为若干区域，这些区域是肝的功能单位称肝段）在 CT 片上大致位置如图 4-1 所示。

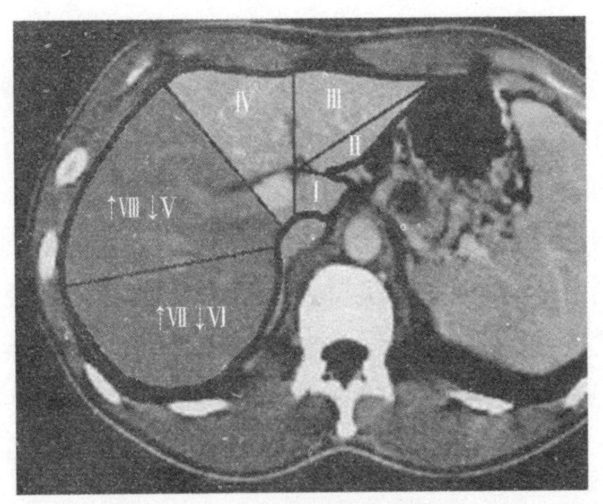

图 4-1　正常肝脏区域划分

5 肝癌手术禁忌证有哪些？

肝癌手术禁忌之症主要有：心肺功能差或合并其他重要器官系统严重疾病，不能耐受手术者；肝硬化严重，肝功能差，Child-Pugh C 级。

6 肿瘤切除会不会对原有肝脏功能产生影响？

一听说做手术，患者可能就会觉得那岂不是自己的肝脏体积减小了，将来会不会影响肝脏的功能？会不会并发其他病症？

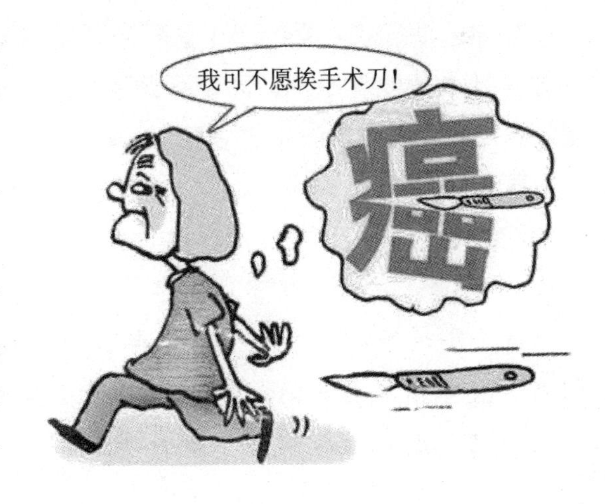

其实这样的担忧是正常的。对于肝脏这个特殊的器官来说，具备其他器官所不能企及的再生优点。比如对

大鼠进行 75% 的肝切除，两天残肝重量就可以增加 1 倍，两周后就可以恢复原有体积；而在人体，如果肝右 3 叶切除，1 个月就可恢复全肝体积 80%。如果伴有肝硬化基础病变，残肝也是可以再生的，但速度会比正常肝再生缓慢；而部分肝移植受者移植物的再生速度快于供者的残肝。

随着近几十年外科手术的快速进展，术前对肝功能及切除体积的正确评估，已经发展到既能最大限度地切除肝脏肿瘤，又最大限度地保有原有肝脏的可能。部分小肝癌手术在微创下即可完成，并不会对肝脏本身造成较大的影响，因此就诊患者是可以放心的。

7 做完手术是否就万事大吉？

临床上常听到患者有这样的抱怨："大夫，你不是告诉我手术切得很干净吗？怎么这么快又复发了？""是不是因为没找有名的大医院、有名的专家做手术，才会复发得这么快？"

这样的事情在临床的患者中太多见了。很多患者接受了手术治疗，手术也很成功，可是肿瘤很快又复发。患者总认为自己的复发是大夫造成的，让很多外科大夫蒙受误解。其实不仅是肝癌患者，其他肿瘤手术也会出现这样的情况。

肿瘤远期疗效不好的一个重要原因是很多肿瘤的微小病灶通过现有的影像学技术还发现不了，即使切开了，腹部完全暴露在医生的视野之下，还是看不见，所以肿瘤术后复发率很高。这个问题到目前为止还是存在的。

既然切也切不干净，而且切了还有可能转移得更快，那是否采用保守治疗更好？

讲个小故事：有个患者，中年男性，就诊时被诊断为原发性肝癌，但患者整体情况非常好，肿块也属于医生所说的手术成功率极高的小肝癌范畴，因此当时极力推荐其去做手术。但患者父亲是一位膀胱癌患者，2009年行手术切除及膀胱造瘘术，术后在造瘘口部位出现了转移灶，肿瘤从造瘘口处向腹腔外生长，越长越大，“烂菜花”表现典型无疑，极其痛苦。患者就认为如果父亲当时不做这个手术，瘤子就不会跑到造瘘口；而如果当时不做造瘘术，瘤子就不会往肚子外面长。所以对当年让父亲手术的决策一直悔恨不已。当自己查出肝癌后，死活也不愿再行手术治疗。在治疗前几个月，结果确实也是令人满意的，疗效评价一直属于肿瘤大小稳定状态。从治疗一开始，医生就用很多道理及事实讲解如果行手术治疗，将会使效果更好，但该患者总是不采纳。第6个月，肿瘤疯狂似地进展，并且出现肝内转移灶；最后8个月不到，患者的生命就终结了。这太惋惜了，因为根据医生的临床研究报告，小肝癌切除后五年的生存率是不低的。

| 小贴士 |　什么是癌栓？

当B超、CT、核磁或PET/CT的报告单上提示“肝癌伴有癌栓”形成，患者首先肯定会问，这是什么意思？癌栓是什么？

按照医学教科书中的定义：癌栓是指癌细胞在生长、繁殖、转移过程中，侵袭或堆集在血管和淋巴系统，从而产生一系列病理生理改变的肿瘤并发症。肝癌癌栓的发病率远远高于其他癌症的发病率。临床上最常见的肝癌并发癌栓有以下几种情况：门静脉癌栓、腔静脉癌栓、胆管癌栓（图4-2）。

每种癌栓形成都有其特殊的手术适应证，若要在此叙述，内容较多也太复杂。笔者只希望当患者出现这种情况的时候，一定要认真听取外科手术大夫的意见，并且意识到疾病的严重性。

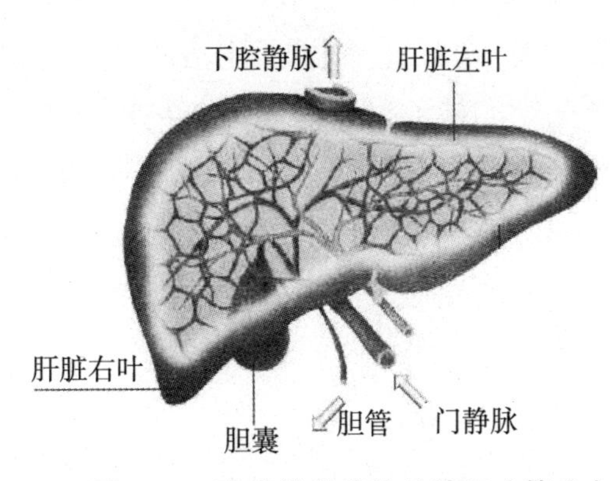

图4-2　肝癌并发癌栓的情况（箭头）

8 肝移植术前应考虑哪些因素?

(1)是否有必要

器官移植对于大家来说并不陌生。肾移植、心脏移植、肝移植等手术技术在近十几年得到了极大的发展，很多患者也因此而获益。但对于肝癌患者该怎样认识这个问题呢?

在理论上对局限于肝内的肝癌，肝移植是唯一可能根治的方法。自 1963 年 7 月 23 日 stazrl 教授为一例肝癌患者施行原位肝移植，经过近半个世纪的发展，肝移植已进入成熟阶段。现我国每年开展肝移植 3000 ~ 4000 例，其中肝癌肝移植占 30% ~ 40%，但目前肝癌肝移植后 3 年及 5 年的生存率并不高。

国际上有一套明确的施行肝移植的手术标准，即米兰(Milan)标准(由意大利 Mazza-ferro 教授于 1996 年提出):①单个肿瘤直径不超过 5cm;②多发肿瘤数目 <3 个、其中最大直径 <3cm;③不伴有血管及淋巴结的侵犯。理想的病例选择是提高肝癌患者肝移植术后生存率的关键。所以，术前外科大夫会进行全面系统的检查，对患者的病情、病程给予确切的评估，给予最佳的建议。

(2)经济是否可以承受

目前在我国，一次肝移植的费用大约在 40 万，国外价格更昂贵，加上后期的抗免疫排斥药及预防复发转移治疗，费用较高，一般家庭可能难以承受。

(3)谁可以给你捐肝

肝源的紧张更是让很多患者失去了希望。在我国，肝移植供求比远远大于 1 : 100，很多患者在苦苦等待中因病情进展而从“有”变为“无”肝移植指征。

9 肝癌有哪些局部治疗？

尽管外科手术是肝癌的首选治疗方法，但是在确诊时大部分患者已是中晚期，往往失去了手术机会。因此，需要积极采用非手术的局部治疗方式。

什么是局部治疗？顾名思义，是对肝癌病灶本身的针对性治疗。随着近年来诊疗技术的发展，肝癌局部治疗涌现出越来越多的方法，并且取得良好疗效，给很多患者带来了希望。目前临床上常用的肝癌局部治疗方法有下面几种。

（1）介入治疗

介入疗法是目前无法手术切除肝癌时最有效、最普遍使用的一种治疗方法。具体定义是：通过一定的辅助手段，将药物、放射性物质或其他物理治疗措施引导至肿瘤局部的一种治疗（图 4–3）。介入治疗包括血管性和非血管性介入治疗。目前临床上运用较多的是血管性介入治疗，主要包括灌注化疗和栓塞。二者手术方式大体相同，临床操作比较简单，就是通过股动脉，在 X 线引导下，将导管置于供应癌肿的肝段动脉，其中如果通过导管灌注大剂量的化疗药物，称为肝动脉灌注化疗；如果将栓塞剂经肝动脉送入肿瘤血管床，将肝癌供血动脉栓塞，达到阻塞肝癌血供的目的，则称为肝动脉栓塞治疗；二者合用就是肝动脉栓塞化疗，这是目前临床上最常用的介入治疗。

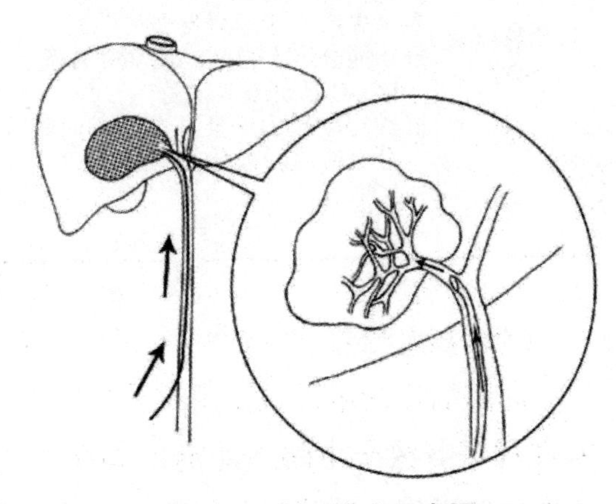

图 4–3　介入治疗示意图

1）优点：经肝动脉给药，由于药物的首过效应使肿瘤组织内药物量摄取多，流经身体其他部分的药量减少，一方面可增加对肿瘤的打击作用，另一方面又可减少全身的副作用，从而使患者症状得到缓解，生存期延长，部分病例甚至因肿瘤明显缩小而重新获得手术切除机会。

2）适应证与禁忌证（表 4−1）

表 4–1　介入治疗的适应证与禁忌证

	适应证	禁忌证
肝动脉化疗	失去手术机会的 肝功能较差或难以超选择性插管者 肝癌术后复发 术后预防性肝动脉灌注化疗	肝功能严重障碍者 大量腹水者 全身情况衰竭者 白细胞和血小板显著减少者
肝动脉栓塞	肝肿瘤切除术前应用 无肝肾功能严重障碍、无门静脉主干完全阻塞、肿瘤占据率 <70% 手术失败或切除术后复发者 控制疼痛、出血及动静脉瘘 术后的预防性肝动脉化疗栓塞术 肝癌肝移植术后复发者	肝功能属 Child–Pugh C 级 凝血机能严重减退 门静脉高压 感染，如肝脓肿 全身已发生广泛转移 全身情况衰竭者 癌肿占全肝 70% 或以上者
肝动脉栓塞化疗	巨块型肝癌：肿瘤占据率 <70% 多发结节型肝癌 门静脉主干未完全阻塞，或代偿性侧支血管形成 手术失败或术后复发者 肝功能分级 Child–PughA 或 B 级，ECOG 评分 0 ～ 2 分 肝肿瘤破裂出血及肝动脉 – 门脉静分流造成门静脉高压出血	肝功能属 Child–Pugh C 级 凝血机能严重减退 门静脉主干完全被癌栓栓塞，且侧支血管形成少 合并活动性感染且不能同时治疗者 肿瘤远处广泛转移，估计生存期 <3 个月者 恶液质或多器官功能衰竭者 肿瘤占全肝比例≥ 70% 癌灶白细胞 <3.0 × 10^9/L（除脾亢外），血小板 <60 × 10^9/L。

（2）高温治疗

高温治疗简单说就是用高温“烧死或杀灭”肿瘤。真正基于物理的原理利用器械产生的热能治疗肿瘤始于 19 世纪末，随着现代物理学、生物学的发展，肿瘤热疗学的发展突飞猛进。目前用于临床的热疗方法主要有：微波加温法、射频加温法、超声波加温法、全身加温法及体外循环加温法等，其中射频、微波已广泛应用于临床，并取得可喜的成果；超声聚焦近年来在临床运用也越来越多。

1）射频治疗：将高频电流引入肿瘤内部，使得肿瘤组织的分子在电离磁场作用下而产生内生热，当温度 >60℃时，肿瘤组织开始热凝固而失去活性；当温度继续上升达到 100 ～ 140℃时，肿瘤组织可汽化、炭化而消失。因此，这种热产热的效率较高，并且大小、范围可以人为控制，故使用方便安全。

适应证：①肝内单发或多发性肿瘤，尤其对直径 <5 厘米的肿瘤具有独特的优越性。②如无手术指征，亦可结合肝动脉化疗栓塞行多极射频，以减少多次肝动脉化疗栓塞对肝功能的损害。

禁忌证：①肝功能严重失代偿。②胆红素≥ 35μmol/L，当然也可适当放宽。③合并明显腹水和腹腔感染。

优点：①手术定位准：可在影像指导下准确定位，对正常肝脏组织几乎毫无损伤。②效果可靠：被凝固后的肝癌组织坏死彻底，不易复发。③一般无需开腹，创伤极小，术口无需缝合，不留下瘢痕。④手术风险小，术后恢复快，适用于因体质差、肝功能不好等因素而无法手术的患者。⑤手术可重复做或分区做，大肿瘤如一次治疗困难，可分多次治疗。⑥不会出现严重的并发症，常见的有穿刺部位疼痛和发热（坏死组织吸收热），术后常规应用止血药物、抗生素等即可。

不足：射频治疗对于早期肝癌效果较好，但在治疗中晚期肝癌却有五大难题需要攻克：①肿瘤直径 >5 厘米，单纯射频治疗难以获得根治性疗效。②邻近心膈面、胃肠、胆囊和肝门等外周区域的肿瘤安全范围不足，易发生并发症。③侵犯邻近大血管或肿瘤富血供致热量损失（即“热沉效应”），造成肿瘤易残留复发。④易遗漏小卫星灶，而造成复发率高。⑤难以控制针道转移、穿刺所致周围脏器损伤及诱发肝癌破裂等问题。

2）微波治疗：指利用微波的热效应，机制与射频相似，主要是将微波的能量转变成热能，从而在靶区内引起高热，使肿瘤组织凝固、坏死。其适应证与射频治疗相似，主要适用于肝硬化重、不宜手术切除的小肝癌患者。

3）高功率聚焦超声治疗：即通常所说的HIFU治疗（也叫超声聚焦刀），其能聚焦定位又能瞬间产生高温的超声加热装置，在靶区组织产生凝固性坏死灶或损伤灶。它最大的优势是对其周围组织无损伤或损伤较轻。特别适用于肿瘤手术后复发或年老体弱不能耐受手术的小肝癌患者。

但由于超声波本身的局限性，不能穿透气体组织，也不能穿透骨骼，因此难以治疗受肋骨阻挡的肝癌。目前在中晚期患者身上使用较少。

4）激光治疗：激光治疗主要机理是将光能转化为热能，从而选择性杀伤癌细胞。1985年日本学者Hashimoto首先报道了采用超声引导下激光治疗原发性肝癌，其具有光疗、加热固化止血、高热细胞坏死和气化作用，因此对于肿瘤细胞的杀死较为有意义，多用于不宜手术、复发癌或脏器多处癌结节等。

（3）冷冻治疗

除了“烧死”肿瘤，是否还可以“冻死”肿瘤？肝癌冷冻治疗始于20世纪90年代，其机理是冷冻探头温度快速下降到−190℃以下，周围形成冰球，在溶化和再次水化过程中，使细胞膜破裂导致组织坏死。最常用的冷冻剂是液氮，它具有降温低、安全、取材易等优点，另外还有固体二氧化碳、氧化亚氮、氟利昂、高压氧气等。常用的冷冻方法要根据肿瘤的生长部位而定，有直接接触法、针形插入法、液氮灌入法、液氮喷射法等。

氩氦刀并非真正的手术刀，是一种只在刀尖冷冻、刀柄保持常温、唯一可用氦气解冻的微创靶向冷冻仪器。氩氦刀系统有4或8刀两种配置，可单独或组合控制4或8个热绝缘超导刀，导刀中空，可输出高压常温氩气（冷媒）或高压常温氦气（热媒）；在 CT、B 超引导下准确定位，刀尖在几秒内温度降至 −140℃，借助氦气又可使温度急速升至 20 ~ 40℃。这种冷热逆转疗法对肿瘤摧毁更为彻底，并可调控肿瘤抗原，激活机体抗肿瘤免疫反应，形成一次治疗、两种方法、三种效应的高疗效。

10 肝癌的放疗效果怎样?

放疗指的就是放射治疗，也是有些患者口中的“烤电”，主要原理就是利用放射线来杀灭肿瘤细胞（图 4−4），是目前治疗肿瘤常用的方法之一。对于大多数手术不能切除的早、中期肝癌，或伴有肝硬化不严重的患者，都可以考虑使用放疗让肿瘤缩小。但患者是否适合放疗、放疗后是否有一定的疗效，当然还是需要一些条件的。

伽马刀、三维适形、粒子植入等，其实都是放疗的不同方式。其中，伽马刀和三维适形属于外效疗，粒子植入属于内放疗。以下主要讲解外放疗。

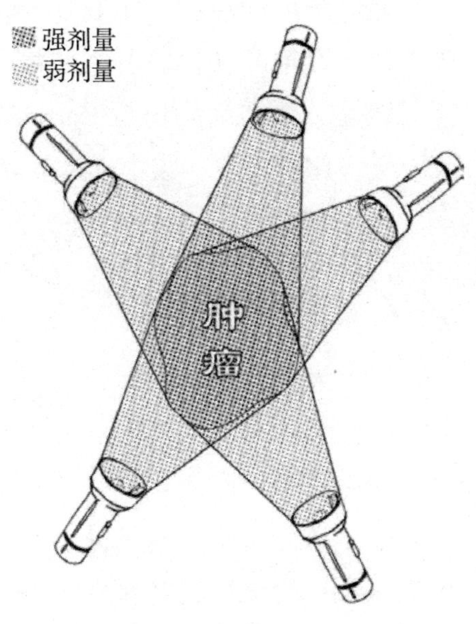

图 4−4　放疗示意图

（1）放疗的适应证

1）绝对指征：绝对指征是指肝癌经放射治疗后，有可能达到肝内癌灶控制并完全缓解，甲胎蛋白降至正常，全身情况好转，有较长的生存期。

条件：①全身情况良好，Karnofsky 体力活动情况 70 分以上。②肝内癌灶单个直径 <8 厘米；或癌灶局限于一叶，总体积占肝脏体积 50%

以下，无明显癌栓存在。③肝功能在正常范围，肝硬化不明显，无其他晚期症状和体征。

2）相对指征：相对指征是指肝癌经放射治疗后具有一定的姑息价值，包括：①肝内癌灶得到一定的控制，达到部分缓解或稳定；②改善症状，如肝区疼痛、胀满等；③门脉内癌栓得到一定的控制；④对远处转移灶的放疗以控制转移灶或改善症状；⑤其他治疗后肝内残存或复发癌灶的姑息价值。

条件：①癌灶 >8 厘米，或多个癌灶占肝脏总体积 50% 以上。②门脉总干或其左、右分支有癌栓，针对癌栓作放射治疗。③肝门区附近癌肿，伴有阻塞性黄疸，可试行肝门区放疗以缓解症状。④不论原发灶是否被控制，而存在肺、骨、淋巴结转移，或已有脊髓受压症状时，可采用放疗缓解症状。⑤手术后或介入治疗后，癌灶残存未控制或有肝内转移，一般情况好，可试行全肝移动条放疗。

（2）放疗的绝对禁忌证

绝对禁忌证包括：①肝功能严重受损；②上消化道出血；③有出血倾向；④严重肝硬化，肝性脑病，脾功能亢进及血象严重降低；⑤全身情况极差，体力活动情况 Karnofsky 评分 40 分及以下；⑥肝内癌灶巨大或广泛，伴有黄疸、腹水或远处转移；⑦炎症型肝癌，疾病进展迅速。

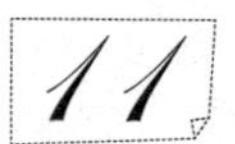

11 怎么看待化疗？

迄今为止，手术切除仍是肝癌治疗中最彻底的方法。肝癌治疗失败的主要原因，是切除术后的复发和转移。对于不能手术并有较多远处转移的晚期肝癌，毫无疑问，仅有局部治疗是远远不够的。而化疗是将药物通过血液分布于全身各处，对全身各处的肿瘤细胞都有杀伤作用。近年来由于新的化疗药及化疗方案的应用，肝癌化疗的疗效有了一定的提高，成为肝癌综合治疗中的重要补充手段。

不同的化疗途径有不同的疗效，选择合适的给药途径对提高疗效有一定的作用。肝癌主要有口服、静脉给药的全身化疗，还有经肝动脉及门静脉给药、腹腔内给药、瘤内直接注射等途径。

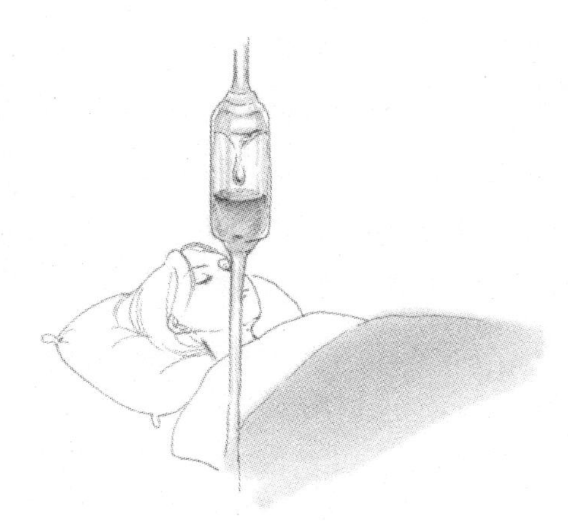

对于较局限的肝癌，可以选择肝动脉灌注化疗、肝动脉栓塞化疗、瘤体内注射化疗，相应的适应证在前面已有论述（参见第 47 页）。

对于有较多转移的肝癌，看起来只能选择系统性化疗了。对于可切除的肝癌，多数临床研究均认为，包括肝动脉介入化疗和系统性化疗在内的新辅助化疗（即术前化疗，缩小肿瘤，使得手术更容易完整切除）未显示出任何有意义的优势。

对于可切除的肝癌，术后辅助化疗（杀灭手术后残余的肿瘤细胞）的意义也不大，故目前一般不推荐常规应用。

当然，化疗药物及化疗方案在不断的发展中，而且需要结合患者的经济情况灵活掌握。不同医生所制定的化疗方案很可能与本书中所介绍的不同，但请相信大夫为你做出的选择是适合你的、是正确的、是有根据的。

12 什么是分子靶向治疗？

对于肝癌的发病，患者总想探清究竟，想要了解为什么就得了癌症。从正常肝细胞到肝癌细胞有怎样的过程？深奥的问题留给医学专家吧，这里简单地介绍一下大体的过程。

肝细胞损害—肝细胞死亡和再生—肝硬变 / 纤维变性—基因改变、

血管生成异常—癌变

所以从这个环节医学专家认识到可从分子靶点（基因改变）这个环节进行阻断，从而发挥抗癌作用，靶向药物就孕育而生了。

目前市场上获得国际认证上市的药物只有——索拉非尼（多吉美），研究显示可以给晚期的部分患者的生存带来一定的获益，该药存在毒副反应，如手足综合征、出血、高血压、腹泻和皮疹等，且价格过于昂贵，每月单药费用高达 5 万元人民币左右，未进医保，所以会造成比较沉重的经济负担。

13 什么是生物治疗？

在与肿瘤细胞的对抗过程中，不仅要用手术、放化疗等直接的方式进行杀灭，最重要的是还应壮大机体本身的力量与其进行对抗，而生物治疗就是调动人体的天然防卫机制来取得抗肿瘤效应的一种治疗手段。说得更通俗一点，就是通过使用一些生物反应调节剂来增强患者的抵抗力，从而达到杀伤和抑制肿瘤的目的（图 4–5）。

目前肿瘤的生物治疗方法包括：细胞因子、单克隆抗体、免疫刺激剂、基因治疗、非细胞毒性小分子药物、过继性细胞治疗。而在肝癌中运用最多及较成熟的是过继性细胞治疗，其主要是通过从患者体内抽取部分免疫细胞，即目前研究应用广泛的 NK（自然杀伤细胞）、LAK（淋巴因子激活的杀伤细胞）、CIK（细胞因子诱导的杀伤细胞）、DC（树突状细胞），然后在体外进行培养、诱导、激活等一系列操作，使其抗肿瘤的活性大大提高后，再把这些本来就来源于患者自身并在体外激活了的抗肿瘤细胞回输到患者体内，以杀灭肿瘤细胞。

目前应用的主要是 CIK 细胞、DC 细胞、DC–CIK 细胞、NK 细胞四种类型，而 DC–CIK 治疗较为普遍。主要应用于：①术后、放疗、化疗 +CIK/DC：快速恢复手术造成的免疫损伤；特异性清除术后微小

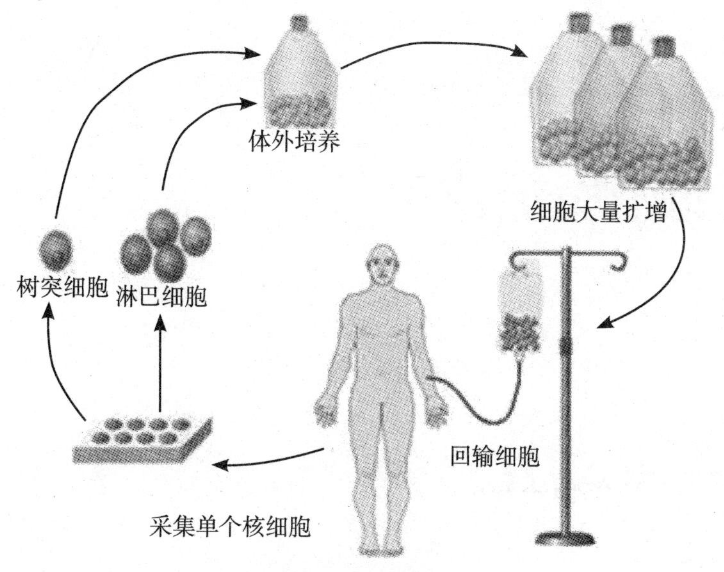

图 4–5　生物治疗

残余肿瘤病灶，防治转移与复发；增强对放、化疗药物敏感性，减少放、化疗毒副作用；抵抗化疗药物的免疫抑制作用；支持骨髓功能衰竭后的免疫重建。②常规治疗无效情况下单用 CIK/DC 治疗：直接杀伤肿瘤细胞；活化后产生大量炎性细胞，抑制瘤、杀瘤；诱导肿瘤细胞凋亡；促进 T 细胞增殖活化；提高机体免疫力。整个治疗过程分为外周血单个核细胞采集、体外诱导及回输三部分。

毫无疑问，生物治疗与手术、化疗、放疗、中药治疗有机结合、合理安排将给肿瘤治疗带来曙光，但切忌把生物治疗作为其他常规抗肿瘤治疗失败后的一种补救治疗措施，而是应使生物治疗在综合治疗中发挥其作用。生物治疗的疗效出现时间较迟，常于治疗后数月才见到，因此如何在合适的时机选择生物治疗及正确认识其疗效价值，才是患者所要做的。

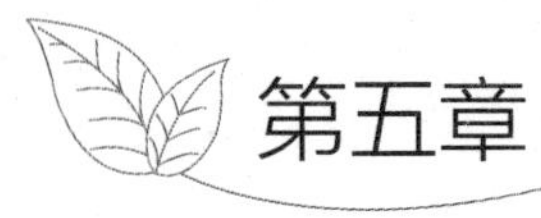

第五章 肝癌的中医治疗

引言

在我国，每年新发的癌症患者超过60万人，并且近两年呈上升趋势，其中超过半数的患者都接受过中医的治疗，而肝癌患者中更有90%以上的患者接受过中医药的治疗。肝癌的中医药治疗主要包括（图5-1）：①静点中药抗癌制剂：鸦胆子注射液、复方苦参注射液、艾迪注射液、康艾注射液、参芪注射液、康莱特注射液。②口服抗癌中成药：金龙胶囊、复方斑蝥胶囊、安替可胶囊、华蟾素片、西黄丸、槐耳颗粒等。③其他：如中药、针灸等。

本章将主要介绍中医药在肝癌治疗中的具体作用。

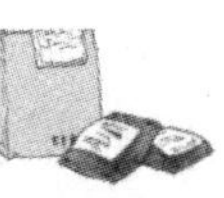

中药

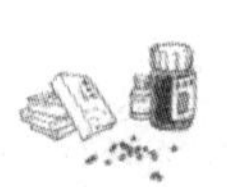

中成药

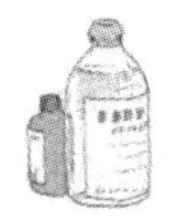

静点中药制剂

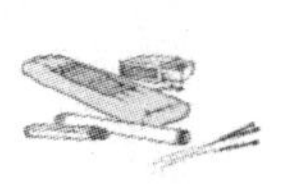

针灸

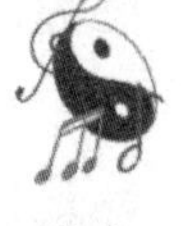

音疗

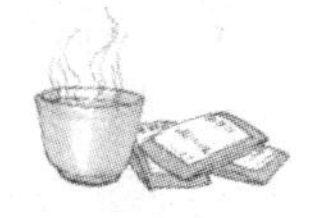

食疗

图5-1　中医综合治疗整体模式

1 中西医结合对肝癌治疗有什么作用？

肿瘤治疗如果以直接杀灭癌细胞多少为指标，中医的疗效肯定赶不上西医，但中医的长处在于改变身体内在环境、调整因癌症的发生和发展导致的各种生理机能紊乱、间接达到抑制癌细胞生长的目的。因此，中医治癌虽然没有直接杀灭癌细胞，却可以延长患者的生存期，减轻症状，提高生活质量，与西医相比有异曲同工之妙，而且显得更为精巧。

我国著名的肝癌外科专家汤钊猷院士就曾提出在肝癌治疗中应中西医结合抗癌，并形象地将中医和西医在肝癌治疗中的作用比喻为微观与宏观、局部与整体、单药与复方、消灭与调变、看肿瘤与看患者、一病一方与辨证论治，二者是可以互补的；并指出西医在消灭肿瘤方面有优势，但整体观略欠；中医消灭肿瘤力量不如西医，但改造残癌和改造机体则具有优势。

中医如何干预肝癌治疗？

中医对肝癌的治疗，从发病到康复各个阶段都可以参与。比如在手术期、放化疗阶段，应用中医药可以达到增效减毒的作用；在康复期不仅能促进机体的恢复，还能减少复发转移。对于那些失去手术、放化疗等西医治疗机会的患者，中医更是成了他们最后的救命稻草。所以说中医可以参与肿瘤治疗的各个方面，最后达到控制肿瘤发展、延长患者生存期、改善症状、提高生活质量的目的。当然切忌到走投无路时再寻找中医，应在寻求其他治疗的同时配合使用中医。

以下介绍几种配合使用中医药治疗的情况。

1）手术 + 中医治疗：术后患者多气血亏虚，配合中药治疗不仅可以使患者迅速恢复体质，伤口愈合，更能进一步加强抗复发转移作用。

2）介入、射频、微波治疗 + 中医治疗：因实施这些治疗后，患者往往有发热、疼痛、乏力、恶心呕吐等全身不适表现，配合中药治疗不仅能明显减轻患者症状，而且还可以进一步加强抗癌治疗作用。

3）放疗、化疗 + 中医治疗：患者往往伴有白细胞值降低、血小板降低、恶心、呕吐、腹泻等不良反应，配合中药治疗不仅能明显减轻不适症状，而且还可以进一步加强抗癌治疗作用，即所谓的“增效减毒”。

4）免疫治疗 + 中医综合治疗：进一步加强抗癌治疗作用。

这里提醒读者注意，与中医的结合切忌只停留在表面。虽然目前临床上有很多患者都主动参与了中医药的治疗，但是随意性太强，今天听说这个大夫好，去开几副汤药，明天又听说那个大夫好，再去开几副汤药，最终哪个大夫的汤药也没有好好地喝；还有部分患者相信所谓的祖传秘方、包治百病的“仙方”，从来没有参与到正规中医治疗的全程性当中；更有甚者是在疾病最晚期、西医束手无策时，才会想到中医治疗，从而失去了最佳的治疗时机。

3 哪个时期更需要寻求中医治疗？

肝癌晚期更需要寻求中医治疗。由于肝癌细胞生长迅速及早期诊断困难，在确诊时，大多数（特别是亚洲患者）已达局部晚期或出现远处转移，往往不适合局部治疗，包括手术切除、射频或介入等。晚期患者因为此时肿瘤的负荷很大，且又不能将肿瘤去除，那么只能“带瘤生存”。而发展到这一时期各项不适症状让患者痛苦不堪，西医在此期又缺乏非常对症的药物，治疗较为棘手。而此时运用中医辨证论治原则，不仅能唤起人体内在的抗病能力，而且能有效缓解纳差（食欲缺乏）、眠差、腹胀、乏力等各项不适症状。

中医治疗肝癌的原则有哪些?

中医治疗肝癌的原则包括方方面面（图 5–2），具体如下。

（1）辨病与辨证相结合

肿瘤的中医治疗，除根据患者的病理诊断、分类及分期应用不同的治疗方法外，还应分析患者各阶段的病情变化，给予辨证施治。比如，相同的疾病和病理诊断，由于个体差异和病症阶段不同，所表现出来的“证”也不同，有的属脾胃气虚，有的则属气阴不足，还有的属脾胃湿热、瘀血内阻等，因此，治疗的原则也不同。气虚者应补气，阴虚者应养阴，湿热的以清利湿热为主，血瘀者则以活血化瘀为主，这叫“同病异治”。

（2）扶正与抗癌相结合

肝癌治疗中，究竟以扶正为主、还是祛邪为主，必须首先根据患者的临床表现进行辨证，分清虚实，然后立法处方。

扶正就是增加人体的抵抗力，即应用补法，如益气健脾、补肾养阴。祛邪就是消除肿瘤病变对人体造成的危害，即应用攻法，如清热解毒、活血化瘀、软坚散结。若早期肝癌，体健如常者一定要坚持以“祛邪为主，扶正为辅”，只有抓住这一有利时机，方可使部分患者得到临床治愈，否则只能使患者延长生命而难以治愈。若中晚期肝癌、体弱转移者，一定要坚持以“扶正为主，祛邪为辅”，如若一味攻伐，少用或不用扶正气中药，造成患者正气衰败，尽管瘤体可能会缩小，但多数患者仍不能延长生命，必然事倍功半。

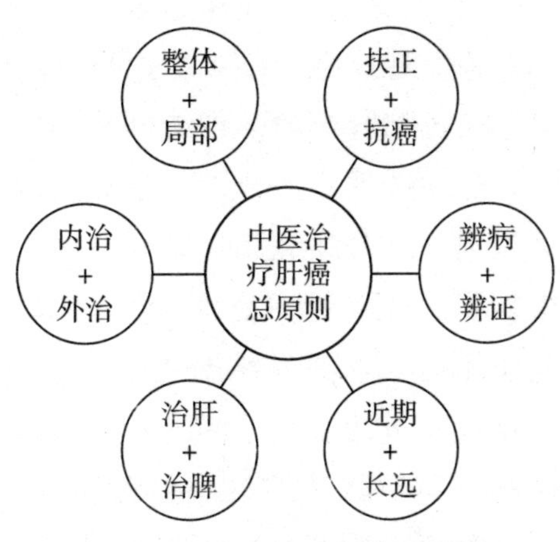

图 5–2　中医治疗肝癌总原则

（3）**整体与局部相结合**

肝癌患者的病情发展过程如何、治疗后是否取得良好的治疗效果、预后怎么样，绝不单纯是局部组织的演变，而是全身多种因素综合的较量、肿瘤与宿主之间互相斗争的结果。可以是已有肿瘤的消失，也可以是长此相持不下“难分胜负”，或肿瘤的力量胜于机体，使肿瘤增大扩散。

早期的肝癌，局部控制相对来说是首选和主要的治疗手段，但应兼做全身整体治疗以调节患者的内环境。晚期患者或已无法接受局部治疗者，应以全身整体治疗为主。从中西医结合观点来说，手术、放疗等针对局部癌灶的治疗都是局部治疗，同时，全身用中药对整体加以调整，做到局部与整体相结合的目的。在这个过程中，局部治疗必须服从整体治疗，整体治疗必须兼顾局部因素。

（4）**内治与外治相结合**

肝癌中晚期病情险恶，只有采取内外兼治才能较快地减轻患者痛苦和延长患者的生命。实际上内病外治是中医治病的特点之一，肝癌虽为内脏疾病，但表现于外，如肝区疼痛，甚至剧痛、腹水等。为此，应用麝香、蟾蜍、乳香、没药、冰片等芳香之品，外擦以期门为中心穴位的肝区部位，配合内服中药，有迅速止痛消瘤之功；应用麝香、生黄芪、二丑、甘遂之品敷贴肚脐，配合内服中药，有逐水不伤正之功。

（5）**治肝与治脾相结合**

肝主疏泄，脾主运化，肝脾二脏对人体气血的输布互为调节。肝脾失调，实质上是肝癌发病的基本病理机制。肝癌患者每多见脾气亏虚症状，比如脾气虚弱、健运无权、水谷精微不得消化吸收，则气血生化不足，可见胃纳减退、神疲乏力、形体消瘦，腹胀便溏；脾气亏虚不能运化水湿、湿痰内聚、阻滞气机、升降失常，可见腹满便闭、胸胁作痛、恶心呕吐；脾失健运，湿滞中焦，滞而化热，熏蒸肝胆，胆汁外溢，则身热、尿黄、身目发黄、皮肤发痒或身热起伏、汗出热不解；脾虚日久，延及肺肾，水液滞留，则面浮肢肿、腹胀如鼓、尿少。脾胃亏虚，痰浊内生，毒素不能代谢，排出体外，内蕴入血，郁积于肝脏，长此以往，痰浊毒素损伤肝脏而致癌变。

因此，治疗肝癌首先要从调理肝脾入手，不能孤立地只治肝而不治脾。调理肝脾之法不仅体现了中医治疗肝癌的整体观念，而且调节了脾虚所引起的代谢与免疫失调所出现的证候。调理肝脾实为治肝癌的基本治则。

（6）近期与长远相结合

肝癌的治疗应是有计划、有步骤、循序渐进的治疗，要根据不同的阶段，采用不同的方法，以解决这一时期的主要矛盾为原则。同时，不但要追求近期疗效，而且还要考虑疗效的巩固、预防复发和转移，所以说肿瘤的治疗是一个相当长的过程，有时甚至是终身的。根据患者病情，由专业医师或多学科专家共同制定一个长期的治疗和康复计划，并逐步实施，这在肝癌治疗的全过程中是至关重要的。

5 怎样看待中医？

前面我们说了很多中医药在治疗肝癌中存在的独特优势，可能患者或家属想要找中医看病，可怎么才能找着正确的、好的中医大夫呢？

说到这一点，笔者可能想说的比较多，想先说说自己的经历，笔者本就是一名中医肿瘤科大夫，从事中医肿瘤治疗近 30 年，从刚开始工作到现在，中医在肿瘤治疗中的地位是不断地提升，也越来越被大多数患者接受，但不除外部分患者仍对中医治疗肿瘤存在不正确的认识甚至偏见。

很多患者愿意接受中医治疗，是因为相信中医可以起一定的作用；或者是西医大夫建议患者可以配合中药调理一下；当然其中也有的是抱着试一试的心态，这些都不足为奇，因为不同的人对同一事物的认识和接受本就有所不同。但这其中还是有少数患者把中医要么看做是道骨仙凤般，要不就看做伪科学，说通俗点，老百姓心里想的是：这什么玩意？能治病，还能治癌症？

临床上也是，有部分患者来到中医院肿瘤科看病，大夫问："请问你哪里不舒服？"患者把手一伸："你摸摸看呗！"；心理默想"我不是找你看中医的吗？中医不就是摸脉就知道人哪里不舒服吗？"有部分患者坐在大夫的面前，症状叙述得很好，哪里不舒服都说得很详尽，但当大夫向他询问各项检查结果和正在进行的西医治疗时，却很质疑，看中医还需要这些吗？还一个劲解释："哎呀！大夫，我不是找你给我治肿瘤的，我在 ×× 医院做治疗了，你就给我开个方子，给我调理一下我的不舒服就行，你不用看那些东西。"

相信这不是笔者一个人碰到的问题，而是几乎每一个中医肿瘤科大夫都会遇见的问题，让人哭笑不得。但这样的情况却基本不会发生在西医院。为什么？太多人对中医有太多的不正确认识。

首先我们来看看目前我国教育培养正规医院中医大夫的模式，与西医毫无差别，本科 5 年，研究生、博士及博士后都是 3 年，而目前来看，只要是好一点的、大一点的正规医院，硕士基本是最低学历，整个漫漫求学路，耗费 8 年时间。在这 8 年时间里除需要学习中医的各项课程外还要学习所有西医的基础知识。当然与西医学院的学生相比，学的西医课程并没有那么多，也没有那么深奥，但绝对相信其中有一部分优异学生，也可以学得很好。所以如果一个中医大夫跟您询问检查结果是很有必要的，反应给他事实越多，对您的治疗其实是越有帮助的。

其次，中医在我国五千多年的历史，最基础的诊疗手段是"望、闻、问、切"，从始至终一直如此，如果一个正规培养的、好的中医大夫都一直遵从这样的法则，则不仅仅只凭摸脉就能诊治。而且随着现代医学的发展，当今的中医肿瘤科大夫不仅要知晓肿瘤诊断和检查的内容，还要了解放、化疗、靶向治疗等的知识，部分大夫还参与到最前沿的肿瘤分子生物学研究的领域，并做出不俗的成绩。

所以当一个中医大夫明晓疾病发展治疗的具体情况，结合他所熟知的肿瘤各种相关情况和放化疗方案，再配合他所熟练的中医药给患者最合理的治疗，这何乐而不为呢？这应该是对患者最有利的！

还有部分患者一来就是："大夫，我可是奔着你来的，我相信你一定可以给我治好！""大夫，我就靠你救命了！""大夫，有病友说吃了你的药瘤子缩小了；你也一定要给我把瘤子缩小，希望全在你身上"很感谢这部分患者对于中医肿瘤科大夫的信任，但请您冷静地想一想，如果癌症能如我们所想的一样容易治疗那该有多好。中医可以在肿瘤治疗的过程中贡献自己的力量，但并不是百分百的肯定或夸大。这几年也出现了中医热，可因为患者的不了解，出现了不少对祖传秘方、包治百病或几副药见效的误解。虽然很期待将来中医能带来这样如此大的益处，但有待所有中医人的努力。所以请您看病时要保持一定的耐心与平常心，但也要不失信心。

6 抄方可不可取？

笔者这里说的抄方分两种情况：一种是方子是别人的，自己直接拿过来用；第二种是方子是自己的，但是已经用了很长时间。

在工作时，总是能遇到这样的患者："大夫，我来开点中药，你就照这个方子就行！"细细询问，方子是别的患者的，大夫会问："你为什么用别人的方子，不太适合你！"患者会说："他吃了这个方子效果可好了，都活了好长时间，你给我开就行！"我们充分理解这部分患者的心态，可断然不能这样啊！别人的中药方子，怎么就能一定合适你呢？

中医讲究"望、闻、问、切"，更讲究理法方药的一致性，辨证论治是中医的精华，证对应相应理、法、方、药。肝癌证型偏多，血瘀、热毒、气虚、阴虚等相互错杂，此外“证”还与病因、个人体质、气候，甚至与地理环境及气候条件都密切相关，所以岂能把别人的方子直接拿过来随意使用？

还有一部分患者虽然拿着自己的方子，但使用了很长时间还不更换。笔者曾见过一个患者，一个方子连续喝了近一年。虽然中医说“效不更方”，但其实主要指的是方的“法”如果有效就轻易不要变动，而不是说一个方子可以一直这么吃。因为患者的病情是不断变化的，而且参合的其他治疗也有不同，所以即使方子效果不错，也要定期去医院让大夫看看舌象，摸摸脉，再根据当时病情书写一个好方继续治疗。

7 如何看待验方与单方？

验方单方“好”或“不好”，大夫很难肯定地回答。因为如果完全地否定了“好”的可能性，少数几个获益的患者肯定不同意；如果说“好”，就会有一系列的连续反应，患者肯定花大量的人力、财力去寻找所谓的“祖传秘方”“验方”“单方”，给骗子以可乘之机。且如果患者不配合正规治疗，甚至盲目服药引发中毒，最终可能“人财两空”。

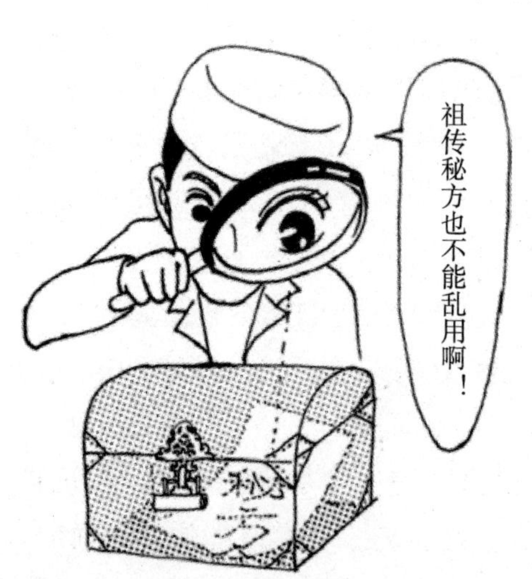

不管是患者还是大夫，都期待着治疗癌症的特效药能够出现，但是不得不承认这样的现实：目前的人类是没有办法办到的。

有些单方、验方和祖传秘方对癌症确实有一定的疗效，但存在太多的不确定因素，而且疗效极具不确定性，个案报道较多。这些方子有一个最大的特点就是剂量较大，方中药物毒性也较强，如果服用不当很容易中毒，中毒后还无法可解。

因此，如果患者得到了一个什么“神方”，最好的方法是保证你在正规治疗的基础上，确定此方来源可靠，自己亲眼见到身边的人服用过，不是广告宣传之品，切记不要上当受骗，最终还得听听医术高明的中医大夫的意见。

 如何选择中草药剂型？

（1）汤药与中成药

目前很多患者参与中医药的治疗会选择中成药为主。无论在西医院还是中医院，大夫会根据病情给予患者配以一定的中成药进行调养。而且很多患者嫌弃汤药难熬、难喝，都会选用中成药。汤药与中成药相比，前者优势在于能根据病情的轻重，配合放、化疗治疗以及症状的变化情况，在处方上给予灵活加减，因此对于减轻病情、提高疗效针对性更强。而中成药虽然服用方便，但针对性稍逊一筹。

（2）汤剂与配方颗粒

随着现代制作工艺的进步，为了解决中药汤剂难熬、不易携带的问题，部分医院给患者代煎草药，也有的患者服用配方颗粒。那么配方颗粒和我们平时熬制的中药汤具有相同的作用吗？这是很多患者都想了解的问题。

“中药配方颗粒”又名中药颗粒饮片、免煎饮片、单味中药浓缩颗粒。其主要是按照中药制剂浸提法，选用适当的溶媒和程序将中药饮片中的可溶性有效成分浸出，经浓缩干燥，按一定比例制成的散剂或颗粒剂。

配方颗粒优点：①患者可直接服用，避免了传统汤剂由患者自己煎煮时对加水量、浸泡时间、火候、煎煮时间、先煎、后下等不甚了解，或怕麻烦不按要求煎煮，从而影响疗效。机械化科学生产中药配方颗粒不仅保证了成品质量，而且也避免了药物间相互影响，减少了不耐热成分的损失等，从而保证了中药疗效。②服用时不需煎煮，只需按医师处方以开水冲服即可，从而减少人力，节省了时间，方便患者服用。又由于体积小，携带方便，最适于旅途服用和工作繁忙、无时间煎煮的患者服用。

 中药怎么煎服？

许多患者很犯愁，拿到了中草药，却不知道该怎么煎煮，怎么才能快速简单地熬出一碗合格的汤药，下面就如何煎煮做一点介绍。

（1）锅

市面上的药锅种类很多，怎么挑选呢？其实最好的还是老祖宗传下来的砂锅。铁锅和电饭锅熬药都是不可取的。

（2）泡

有人说煎药前先要用水浸泡，短的 1 小时，长的需要数小时，认为这样可以把有效成分先多析出来点，熬的时候就可以少熬一会儿，不那么麻烦了。其实这样的说法并不科学，因为中草药多数是植物的根、皮等，虽然用水泡可以把一些有效成分析出来，但量很少很少，而且如果是一些矿物类的药是根本泡不出有效成分，最终还得靠煮才行。不同的温度下，不同的药物成分慢慢被析出来，不是泡出来的。

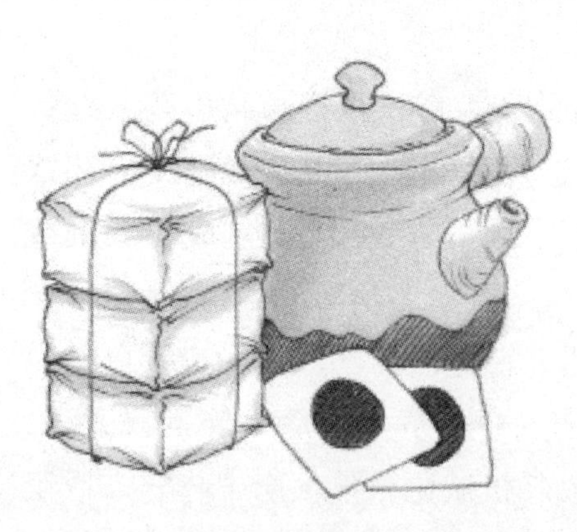

（3）煮

先用猛火沸腾后再用小火慢熬半小时左右。第一锅先倒出 100 ~ 150 毫升的药汁，再加入凉水如同第一锅一样熬制，将两锅的药汁混合后平分为两顿，早晚餐后半小时服下即可。

10 肝癌患者可否进食膏方？

随着近年来中医热的复苏，各种中医治疗手段逐渐回归到临床运用中。膏方曾盛行于我国古代上流社会，是我国中医药学的宝贵遗产之一，其能够在改善患者体质、补益虚羸、祛除疾病等方面发挥独特功用，所以很多肿瘤患者都在积极寻求膏方的治疗。那么肝癌患者是否也可以进食膏方呢？膏方的特点非常切合肿瘤患者的体质状态的，因此对于放化疗或靶向治疗致不良反应及体质虚弱的患者，膏方不仅能减轻放化疗患者的不良反应，顺利完成放化疗；并且还能协同放化疗充分发挥抗癌作用；能够补益气血，调理脾胃，同时还能顾及“余毒未尽”，达到恢复患者体质、清除体内剩余癌毒的目的，且膏方方便、较廉价。

但我们也知道膏方是一种高级营养滋补之品，在配伍制作过程中加入大量的胶类才能收膏而成，如阿胶、龟板胶、鹿角胶、鳖甲胶等，这些胶类都是滋腻厚味之类，对于脾胃功能较差者，势必加重消化道负担，从而适得其反，甚至加重病情。对于病情进展变化较快，实证表现如痰多、黄疸、呕吐、腹胀疼痛、舌苔厚腻的肿瘤患者，则不宜服用膏方。

因此，肝癌患者是否适合服用膏方，需经过专业的中医肿瘤医生根据不同个体进行客观评价决定。

11 肝癌患者如何正确进补？

不管是食补还是药补，均有寒、热、温、凉、平等不同性质，肝癌患者的体质也有阴阳气血虚实的不同。饮食进补，应在医生指导下，根据患者的身体情况以及不同季节特点等，选择合适的进补时机及药物，切忌贪多求快、急于求成。在进补时通常分为凉补、温补、峻补、平补。

（1）凉补

指性质寒凉、补而不腻之品，适用于身体虚弱、阴虚不足或气阴两虚者，见口干舌燥、舌红少苔、低热、潮热、手足心热、大便秘结等。常用的寒凉补品有梨、菱角、生藕、蘑菇、香蕉、百合、西瓜、苦瓜、紫菜、海带、菊花、生地黄、白芍、桑葚、沙参、麦冬、元参、石斛等。

（2）温补

指性质温热的补品，适用于气虚阳虚，见倦怠、乏力、肢冷、畏寒等。常用的温热补品有羊肉、牛肉、大枣、桂圆、杏仁、桃、杏、黄鳝、海虾、黄芪、白术、冬虫夏草等。

（3）峻补

指性质较热，补益作用峻急，疗效迅速的补品。主要用于患者元气暴脱、亡阴亡阳证候等。使用峻补品应掌握中病即止、康复则停的原则。阴虚内热者禁用。常用的峻补品有人参、附子、肉桂、鹿茸、胎盘及各种鞭酒等。

（4）平补

一般指性质以甘平为主、不寒不热、不腻不燥、补性平和且缓慢的补品。肝癌患者可长期选用，尤其是气虚的患者。常用的平补品有山药、薏苡仁、扁豆、莲子、芝麻、松子、核桃肉、燕窝、银耳、茯苓、山楂、枸杞子、女贞子、龟板胶、阿胶、党参、太子参、甘草等。

12 中药抗癌是否需长期服用中药汤剂？

现在很多患者在手术、化疗、放疗等治疗的同时就服用中草药了，一般来说，对于早期肝癌患者，手术切除后为了进一步铲除残余癌细胞，即使是多次复查病情稳定，也需要服用 2 ~ 3 年的中药汤剂，然后再改用口服中成药。

而中晚期患者，因癌细胞已经有一定程度的扩散，特别是晚期患者，已失去了手术根治的机会，只能用中药保守治疗。通过正确有效的中医治疗，可以抑制肿块增长速度，改善患者症状，这种“带瘤生存”现象在坚持服用中药汤剂的患者中越来越多，生存质量提高，生存期亦超出人们预料。因此，中晚期癌症患者坚持长期服用中药汤剂，是有益无害的。

13 如何认识忌口？

忌口的问题很受肝癌患者和家属的关注，他们经常向大夫询问这个问题。对于这个问题的回答要从不同角度，不能说没有道理，在某些情况下讲究饮食宜忌是非常必要的。比如：高血脂患者，要少吃脂肪含量高的食物；高血压患者，尽量使用低盐饮食。但要是说身患癌症后有哪些食品吃了会引起肿瘤的复发或转移，这是没有科学依据的。有时我们可以看到有的患者忌口很严，很多东西不吃，但癌肿仍复发转移。其实这主要是因为身体的抵抗力低下、原有的癌细胞没有被完全消灭而出现血行或淋巴播散的结果，不是吃了某一食物而引起的。民间流传的鸡、鱼、牛肉、虾等可以引起肿瘤复发或转移，是缺乏理论和实验根据的。过多的“忌口”对患者是有害的。

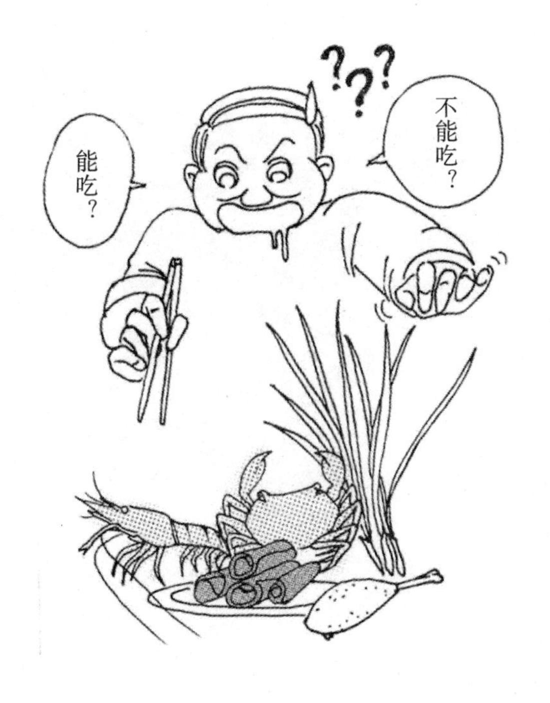

对于大夫来说，西医大夫是不太讲究忌口的，但是某些

中医大夫讲究。但遗憾的是，很多人对中医的忌口没有一个正确的认识，把社会所流传的忌口食物、发物等全归于中医理论，导致很多患者甚至西医大夫对中医产生误解。

其实中医的忌口是因人而异的，中医学的理论认为食物如同药物，也有寒、热、温、凉四气，酸、苦、甘、辛、咸五味。癌症患者应当根据不同病情禁忌某些食物，适当的饮食禁忌是必要的。疾病有寒、热、虚、实之分，食物有四性不同，所谓“所食之味，有与病相宜，有与身为害”，与病相宜的，就可以吃，与病不合而对身体有害的，就要忌口。讲究忌口的人可以向中医专家咨询，但千万不可过分拘泥。

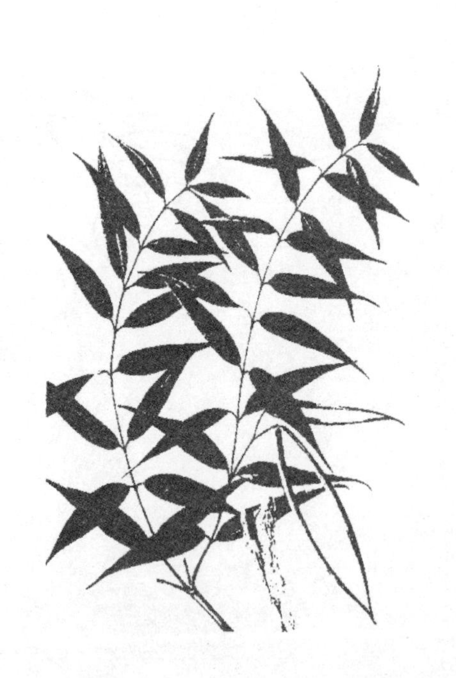

第六章

肝癌的康复及家庭护理

引言

治疗疾病是一个相互的过程，患者的对面是大夫，正面则是自己，旁边还需家人的支持和帮助，"团结就是力量"，这是一个整体。如果大家都能做到各司其职，解决问题则就顺理成章，大夫给予很好的治疗，更需要患者和家人在治疗中给予积极的配合。

1 手术期间如何配合治疗？

（1）术前准备

术前准备工作的目的是为了做好手术，通常围绕以下几个方面进行：

①接受了手术，就要坦然面对，千万不要在马上进入手术室之前临阵脱逃，尽量避免紧张情绪，要有充分信心。②与大夫进行术前沟通，了解手术方式及可能出现的问题。③充分休息，适当活动，减少亲友探望。④适当营养；由于手术麻醉的需要，术前通常禁食水，禁食前一餐以清淡的普通饮食为宜。⑤认真配合术前各项相关检查、备皮工作等。

⑥认真配合按要求服用术前药物。

（2）术后配合医护

术后从专业角度看，医护人员会十分重视血压、呼吸、脉搏、心率等生命体征，现在的医疗条件极好，一般都在监护病房平安度过围手术期。

医护人员通常面对的手术并发症是出血、肝功变化、胆漏、膈下脓肿、胸腔积液、腹水、应急性溃疡等。

术后饮食注意

忌食：甜、腻、辣、炸、烤食品及有强烈气味的食品。

多食：清淡、高维生素、高蛋白，富于营养、宜消化食物：如面片、面条、各种粥、牛奶、豆浆、藕粉、肉汤等，并给予足量的维生素 C，如鲜橘汁等。

用法：少食多餐，每日可 5 ~ 6 餐。

人参黄芪鸡肉汤

原料：人参 6 克，黄芪 20 克，鸡肉 150 克。

制作：鸡肉切细丝，人参、黄芪加水 500 毫升，煮 30 分钟左右，取水煮鸡丝约 20 分钟，即可。

用法：每二三日服一付，佐餐或单独服用均可。

功效：健脾益气生血。

适应证：手术后消瘦、纳呆、头晕、乏力等气血虚衰的症状。

羊奶山药汤

原料：羊奶 250 毫升，山药 150 克。

制作：先用 250 毫升水煮山药，约 30 分钟后取山药水与羊奶煮沸即可。

用法：每日 2 次，口服。最好在上午早餐与午餐间及晚上睡前各服一次。

功效：补中和胃养血。

适应证：手术后腹胀、大便稀、食量少等脾胃虚弱者。

家属在术后护理上应从以下方面配合医护：

1）综合护理：保暖防寒；鼓励患者咳嗽、深呼吸，每 2 小时翻身 1 次；细心观察刀口、皮肤、大小便、呕吐物、口腔等特殊变化，及时向医护人员反映情况；及时沟通，获取医护人员的指导意见，认真抓好落实。

2）“三管”（导尿管、胃管、引流管）的护理：①导尿管：记录尿量。②胃管：留置期间要保持通畅，注意引流量、性质和颜色，以早期发现上消化道出血。③肝下或膈下引流管：引流管既可提示腹内有无活动性出血情况，又可防止膈下积血积液，避免发生膈下感染。术后一般均可引流出淡血性液体，并逐日减少，有时可引流出胆汁样液体，多为肝切缘胆汁渗漏所致，只要保持引流管通畅，胆液会逐日减少。

3）饮食护理：术后 24 ~ 48 小时禁食，待胃肠道功能恢复后遵医嘱进流食，以后逐渐恢复正常饮食；由于麻醉、出血及手术创伤，临床多见气血两虚，脾胃不振，既有营养物质缺乏又有机体功能障碍。因而在饮食调治上，要注意调理脾胃功能。

 介入期间如何配合治疗？

（1）介入前

1）放下精神包袱，乐观向上，要有战胜疾病的信心。

2）与医生及护士沟通，了解介入治疗的目的和相关程序，消除恐惧心理，积极配合治疗。

3）主动配合医生完成必要的术前检查，如血常规、出凝血时间、肝肾功及心电图等。

4）配合护士进行双侧腹股沟处备皮，并做好抗生素及碘过敏试验；术前禁食 6 小时，入导管室前排空膀胱。

5）术前训练床上排尿；导管室一般用空调，要注意保暖，防止上呼吸道感染。

（2）介入后

1）术后卧床12小时，穿刺部位压沙袋，术侧肢体制动，平伸6小时，不能随意屈曲；家属可协助观察穿刺部位有无渗血；家属协助观察下肢皮肤的颜色和温度，经常对比摸一摸手术侧脚面是否发凉，两侧足背动脉是否一样搏动有力，自己经常感觉一下有无下肢麻木、疼痛、发凉。

2）多饮水，多排尿，减轻化疗药物对肾脏的损害；家属协助观察尿量、颜色，每日尿量应在2000毫升以上。如出现少尿、血尿，应立即报告医生；鼓励进食高蛋白、高热量、高维生素饮食，以增加机体抵抗力，促进康复。

3）一般而言，患者对介入治疗的期望值很大，一旦术后出现身体不适、疼痛加剧以及药物毒副反应和并发症，容易产生疑虑和恐惧心理。家属要经常与患者谈心，了解患者的心理动态，给予心理上的支持，保持稳定的情绪，配合治疗，顺利度过术后反应期，达到治疗目的，促进早日康复。

4）术后容易出现发热，为肿瘤变性、坏死后物质吸收所致，应及时报告医生，如体温 >39℃，家属可协助给予冰块降温或酒精擦浴；术后容易出现肝区疼痛，医生会给予止痛处理；术后容易出现胃肠道反应症状，表现为恶心、呕吐等，多为化疗药物的副作用。医生会用一些止吐药，患者也可以自己在饮食方面多加注意，多食清淡、易消化之品。

3 化疗期间如何配合化疗？

患者及其家属在化疗前尽可能向医生了解化疗方案、预期疗效及相关毒性、费用等，积极请教医生如何配合，并学会应对其不良反应。

（1）呼叫医生或护士

化疗的不良反应较多，不同的药物有不同的反应，作为患者可能不太清楚。患者如果感到不适，最好找医生，即使是看起来很小的事情。比如以下情况：发热或寒战；任何部位的出血或皮肤瘀斑；注射点附近疼痛；口腔疼痛或溃疡；腹泻或便秘；治疗后呕吐仍然不能缓解，等等。当然这只是其中一些典型症状，其实只要有不适感患者都可以呼叫医生或护士。

疼成这样没关系吧？
要不要找大夫？
大夫会不会太忙？
护士会不会生气？
会影响治疗吗？
还是忍忍吧……

（2）心情良好

保持良好的心态，用一种积极的心态去迎接化疗很重要。有了强有力的精神支持，就没有克服不了的困难。可以看看书，听听音乐，看看电视，去外面散散步，还可做一些力所能及的家务，对改善心境大有好处。

（3）吃得香

清淡可口
的饮食
中药调理
多喝水
保护良好心情
化疗时

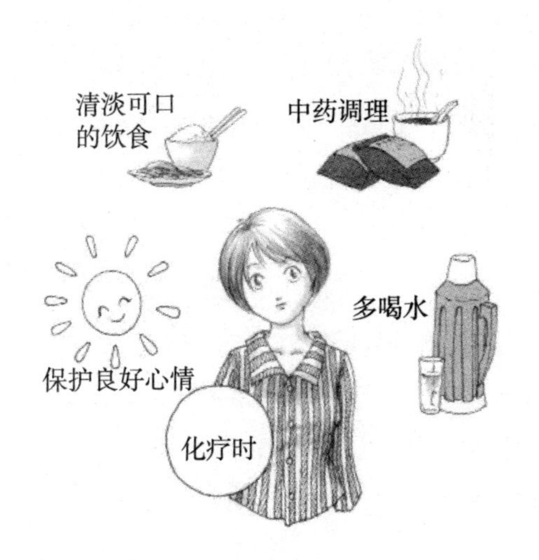

化疗期间良好的营养很重要，因为此时患者身体需要能量进行修复。但是由于化疗药物的作用，往往食欲都较差，又有恶心、呕吐等反应，因此怎样保持良好的食欲，是患者面临的最大问题之一。

饮食以稀软易消化为主。病友之间多交流饮食经验，不但可以取长补短，还有利于增加食欲，这对癌症患者是十分必要的。中药可减轻消化道反应，促进食欲，故可适当服用。可含服具有止呕健脾作用的食物，如生姜、无花果等。

（4）喝水不嫌多

在化疗时，医生可能建议患者多饮水，即一天 8 ～ 10 大杯。但这并不仅仅是指水，还包括从牛奶、果汁、汤、冰激凌以及西瓜等其他许多食物中获得水分。若进食困难，应告诉医生。

喝水不是为了解渴，而是为了更快地排尿，因为化疗药大多是从肾脏排泄的。如果化疗药在肾脏中停留时间长了，就容易导致肾损害；在膀胱停留时间长了，也会损害膀胱，出现尿血。而多喝水使尿量增加，肾与膀胱中的化疗药会尽快排泄出来，从而减轻肾与膀胱的损害。另一方面，化疗可以造成肿瘤细胞的坏死脱落，这些都需要从尿中排出。

（5）应对毒副反应

化疗药物对肿瘤细胞与正常细胞选择性差，因此在杀灭、抑制肿瘤细胞的同时，也会损害相当数量的正常细胞。实际上，随着对化疗研究的深入以及新药物的应用，化疗已远远没有以前人们想象的那样令人恐惧了，过去困扰患者的骨髓抑制、呕吐等都有了很好的处理办法，所以千万不要恐惧。

（6）恶心、呕吐

化疗之所以引起恶心呕吐，是因为化疗药作用于胃或大脑控制呕吐的区域所致。这种反应因人而异，也因药而异。有些人无呕吐或仅有轻微恶心，而有些人在化疗期间呕吐剧烈，甚至在化疗后一段时间内仍有呕吐或明显恶心，从而影响食欲。恶心、呕吐是化疗的常见副作用，如果不加以控制的话，大部分患者都有这种反应。化疗引起的呕吐有急性呕吐、延缓性呕吐和预期性呕吐三种。急性呕吐发生于化疗后 24 小时内；延缓性呕吐是指化疗 24 小时以后至第 5 ～ 7 天所发生的呕吐，这种呕吐容易被忽视；预期性呕吐是再次化疗前，由于条件性反射引起的恶心、呕吐。防治化疗所致恶心、呕吐的方法有很多，但如果能从饮

化疗期间饮食注意

忌食： 甜、腻、辣、炸、烤食品及有强烈气味的食品。

少吃： 香蕉、核桃、茄子等含 5- 羟色胺丰富的食品。

多食： 维生素含量高的新鲜蔬菜和水果；一些含色氨酸丰富的食物如豌豆苗、糯米、熟栗子、乌贼等。

口含： 生姜片、冰块或薄荷。

用法： 少食多餐，每日可 5 ~ 6 餐。

红萝卜粥

原料： 红萝卜 250 克洗净切片，粳米 100 克，姜粉、山楂粉适量。

制作： 红萝卜洗净切片，加入粳米，水 1000 毫升。共煮粥，约 1 个小时，煮熟后，加姜粉、山楂粉即可。

用法： 每日 1 ~ 2 次。

鲜藕姜汁粥

原料： 鲜藕（去节）500 克，生姜汁 10 克，粳米 100 克。

制作： 加入 1000 毫升清水，以文火煮粥，约 1 个小时，熟时加入姜汁即成。

用法： 每日 1 ~ 2 次。

食、精神等多个方面加以综合防治，可以取得满意效果。除了按照以上化疗健康食谱外，患者还应做到以下几点：吃完饭后不要立即躺下，以免食物反流而引起恶心。尽量回避引起恶心的气味，感到恶心时做深而慢的呼吸。尽量使头部少活动。

（7）便秘或腹泻

预防便秘，多喝一些水，进食蔬菜、水果。必要时可以让医生给予药物，如芪容润肠口服液、便通胶囊、麻仁润肠丸等。

腹泻是特殊化疗药物的副作用，一旦出现腹泻立即报告大夫。少食富含纤维素食物，如芹菜。化疗前大便正常，化疗后腹泻超过 5 次 / 日时需停药，配合药物如藿香正气胶囊、黄连素、苯乙哌啶、易蒙停、思密达等，必要时需要加用抗生素。

（8）白细胞减少

白细胞减少是由于化疗药物对骨髓抑制引起的。实际上，白细胞减少的同时还可能伴有血小板、红细胞的减少，只不过一般情况下，白细胞减少更为明显。

白细胞降低一般出现在化疗后 1 ~ 2 周，常于化疗后 2 ~ 3 周恢复。白细胞是人体免疫好坏的表现，白细胞减少可能会引起继发感染，有时甚至是很严重的感染。因此，对白细胞减少的情况要特别注意。

化疗期要注意：定时查血常规；避免到人群密集的公共场所去，也请家人、朋友不要过多探望，尤其是不要与有感冒、发热的人接触；注意有没有口腔、牙齿、肛门等部位的疼痛、溃疡和感染，一有情况要即时向医生报告；使用白细胞减少升白细胞的药物（如粒细胞集落刺激因子）治疗，或中成药制剂如健脾益肾颗粒、十味益元颗粒、贞芪扶正颗粒等，或口服汤药制剂。

（9）脱发

正常人大约有 10 万根头发，其中近 90% 的头发处于活跃生长状态，因此多数化疗药物能引起不同程度的脱发。脱发在化疗中很常见，但并不是所有的患者都会出现，即使出现也不必过分担忧，因为一般患者停药 1 ~ 2 个月后，脱掉的头发会重新长出。有些人新生毛发可有不同质地或颜色，且往往比以前更黑、更有光泽，以前的花白发可能重新长出了新的黑发。

脱发与化疗药物种类及剂量有关，其中以阿霉素和足叶乙苷等最为严重。脱发时，毛发变稀或成簇甚至全部脱落。脱发不仅仅局限于头发，可在身体各部位发生，腋毛、阴毛也可受影响。脱发可能影响患者的形象，引起焦虑和情绪波动，甚至拒绝再次化疗。

目前为止，医生无法用药物来防止脱发，但可能会建议患者束紧头带或戴冰帽使头部降温，或试用以下方法：避免洗发过勤和用力梳头；使用柔和的香波及柔软的头刷；低温吹头发，不用发卷做头发或染发烫发；将头发剪短，脱发时容易处理；戴假发套；每天吃一些黑芝麻可能是有益的；如果在化疗停止后，头发仍然没有长出，或者很稀疏，可以用填精养血、滋补肝肾的中药，如七宝美髯丹等，当然应该在咨询医生后再决定如何使用中药。

（10）口腔溃疡

有些化疗药物较易导致黏膜炎出现，尤其在使用较大剂量时可出现严重黏膜炎或黏膜溃疡。炎症和溃疡可发生于口腔（包括舌、咽部），表现为口腔和（或）咽喉部的炎症、溃疡以及舌苔脱落，严重的溃疡可以使疼痛明显、进食困难。可以试用以下办法：进食流食或半流食，没有刺激的食物；餐后用生理盐水或庆大霉素溶液漱口；平时可以含服华素片；可喷涂锡类散、冰鹏散、双料喉风散或养阴生肌散；如有霉菌感染可含服制霉菌素，每天 3 次，每次 1 片；如发生溃疡可用碘伏外涂；疼痛严重，影响进食时可用利多卡因等局部麻醉。

（11）转氨酶增高

一些化疗药物可不同程度地损害肝脏细胞，出现谷丙转氨酶、胆红素上升，但临床表现差异很大，绝大多数患者没有自觉不适。因此，在用药前和用药过程中，要检查肝功能，建议每周查一次，及时发现问题，及时解决，必要时停止化疗。因为肝癌患者本身大多数肝功能不好，所以更应该密切观察。

（12）化疗药渗漏

大部分化疗药物都有很强的刺激性，如果药液外漏到血管外的皮下组织中，可引起局部组织红肿、疼痛，甚至坏死。因此，在进行静脉化疗时，大夫或护士往往会建议行中心静脉插管以减少这种风险。一旦在静脉滴注化疗药过程中出现注射部位疼痛，应首先关闭输液开关，并马上报告护士处理。

（13）**配合使用中药**

在中医看来，化疗药物也是一种毒物，化疗实际上是以毒攻毒，化疗药在消灭肿瘤细胞的同时，也损伤人体，首先是脾胃受损，接着是气血虚弱。化疗的同时适当地采用中医中药治疗，对防治化疗的副作用、提高疗效和增强机体的抗病能力有一定帮助。

放疗期间如何配合？

（1）**配合放疗注意事项**

放疗时，医生会根据肿瘤所在部位确定照射范围（即照射野），并用紫药水对照射野做出明显的画线定位标志，对此患者要注意保护，不要洗掉。体表标记不清楚时要提前让医生补画，自己不可随意描绘增减。

配合放疗技师的安排，因为放疗室每日要接待许多患者，患者应按预约时间前来治疗。牢记放疗体位，尽量配合放疗技师摆位，治疗体位要与定位体位一致，放疗技师摆位结束后，患者千万不可随意移动身体。

多吃一些可以减轻放疗反应的益气养阴清热的食品，如西洋参、银耳、麦冬、芦根、西瓜、梨、沙参、黄瓜等。要保护好照射野内的组织，如保持表面皮肤清洁，禁忌任何化学或物理因素的刺激。纵隔区域放疗后不要吃生硬食物与辛辣刺激性食品。

（2）**注意放疗反应**

放疗过程中要随时注意放疗反应，如果出现以下不良反应，要及时向医生报告并采取相应的治疗措施。

1）疲劳：大多数人在放疗进行几个星期后都会感到疲倦，而且随着放疗的持续会感觉疲劳加重。放疗结束后，虚弱和疲劳也会随之逐渐消失。因此放疗期间，可以少做一些事、少活动、多休息。晚上早睡觉，白天有可能也要休息。少做影响体力的活动。

2）皮肤：治疗部位的皮肤敏感，看上去发红、起皱。几周后，皮肤会由于放疗变得干燥。在某些情况下，接受放疗的皮肤会比以前稍黑。小心对待自己的皮肤。以下是一些建议：使用冷水和温和的肥皂；清洗时让水流过接受放疗的皮肤，不要摩擦；在接受治疗的部位衣服不要穿得太紧，应穿真丝、纯棉等透气性好的衣物；不要摩擦、抓搔敏感部位，如搔痒可用手轻轻拍打或遵医嘱用些止痒药；不要把烫的或冷的东西，如热毛巾或冰袋放在接受放疗的皮肤上，除非是医生建议这样做的；在正接受治疗和治疗结束几周内，不要在接受放疗的部位上擦药粉、护肤霜、药膏、洗液和家用药物，除非经过医生许可。

3）饮食：在放疗过程中，患者可能完全没有食欲。但即使感到不饿，也应多摄入蛋白质和热量。胃口很好的患者可以更好地对付肿瘤及治疗的副作用。

以下是帮助解决饮食问题的指南和方法：少食多餐；不喝酒；关于食物的选择，可以询问医生或护士；如果只能吃很少量的食物，更应注意食物的营养，如喝牛奶代替喝水等；患者在不想进食固体食物时，可以进食大量的液体食物。此时可在饮料中加入奶粉、酸奶、蜂蜜或其他液状补品，多食用一些滋补不碍胃和有助于造血系统的饮食，如甲鱼汤、骨头汤等，以便提高身体抵抗力，顺利完成整个疗程。

5 高强度聚焦超声（HIFU）治疗中要注意什么？

在进行聚焦超声治疗时，有些特殊问题需要患者注意：

1）为了减少肠道内气体对聚焦超声治疗的干扰，治疗前 3 天必须进无渣饮食，治疗前 2 天进流质，治疗前 1 天进少量流质，同时医生会给予静脉营养支持。这 3 天必须避免进产气食物，如牛奶、豆制品等。

2）术前傍晚要口服导泻药，晚间和晨间护士会分别给患者清洁灌肠。

3）为了消除肺组织对邻近膈肌肿瘤的遮挡，治疗前要向右侧胸腔注入生理盐水，这就要求患都要有一定的心肺储备功能，因此在治疗前 1 周要进行呼吸功能锻炼，逐步提高心肺功能，增加心肺功能的储备，提高对治疗的耐受性。患者在医护的指导下缓慢深吸气，尽可能闭气，再缓慢的深呼气，每次练习 15 ~ 30 分钟，一天 3 ~ 5 次，闭气要求最长达到 45 秒，最短不少于 35 秒；或循序渐进上楼梯锻炼；也可以每天吹 30 ~ 50 个气球。这些锻炼方法既简便轻松，又能达到锻炼呼吸功能的目的。

6 氩氦刀治疗时要注意什么？

术中患者体温可下降 2 ~ 3℃；术后 24 小时内体温较低的，家属应协助采取保暖措施，如提高房间温度或用保温毯。术后一般会出现高烧，持续时间较长，发热原因为冷冻后肿瘤组织细胞的坏死吸收所致。家属可借助冰袋、酒精擦浴等物理降温。降温时出汗较多，须及时更换床单、衣服，保持皮肤干燥。

7 生物治疗时要注意什么？

生物治疗中要注意以下方面。

1）采血前：饮食无特殊禁忌，可根据个人喜好适量进食。沐浴更换干净及袖口宽松的衬衣，保证采血部位充分暴露。

2）采血时：心情保持平静、放松的状态，不要紧张及惧怕。

3）细胞培养的时间段：继续配合好其他的治疗，同时还应该观察病情变化。

4）回输时：回输过程如有不适，可先调慢输液速度或停止输注，报告医师，给予及时对症处理。

5）回输后：如果出现发热也不要太紧张，这基本上是正常表现，一般持续 4 ~ 8 小时可自然消退，一般不给予特殊处理。体温高于

39℃可给予冰袋、温水擦浴等物理降温或报告值班医生配合处理，禁用激素类药物降温。

6）出院后：无特殊要求，要注意休息，避免劳累，规律生活，保持乐观情绪，戒烟酒，加强锻炼，提高机体抵抗力，合理饮食。如病情需要还可进行第二个疗程治疗，时间间隔 3 ～ 4 个月为宜，此期间除了全身化疗、放疗及激素治疗外，均不会影响生物治疗疗效。

8 如何向医生真实反映癌痛？

只要患有癌症，大多数的患者都会遭受疼痛，其疼痛程度是正常人难以想象的，不像普通的头疼、腹痛。癌痛具有很强的特点：①剧烈：如果感冒发烧了头痛，或许还能坚持工作，可能一片退热止痛药服下去就好了；但很多肿瘤患者的疼痛，大夫运用很多药物及治疗手段都无法缓解，甚至有些患者会有“疼得不想活了”的感觉。②不间断：一停药就痛，或者推迟 1 小时服药也痛，这是因为药物的疗效时间到了，不能再抵抗剧烈的疼痛，所以又疼了。③焦虑：很多癌痛患者，如果疼痛没有得到很好的缓解，就会非常的焦躁、紧张，甚至会产生自杀的念头。

在肝癌患者中，癌痛可以说是最常见的症状，常因疾病恶化而不断加剧，很多患者难以忍受，非常惧怕。如果疼痛发作，该怎样配合大夫才能减轻痛苦呢？

首先，患者要让大夫对的自己疼痛有一个真实客观的评价，而疼痛又是患者自己的主观感觉，该怎样表达才能使大夫充分领会自己的感受？这虽然看上去不复杂，但要真正实施起来还是有一定挑战性的。

对于疼痛每个人的感受是不一样的。每个人都有各自不同的生活经历、文化素养以及不同的个人耐受程度和精神状态，而且每个人对疼痛程度的描述也存在很大差异。同样的损伤在不同的人身上所造成的疼痛是不一样的，即使在同一个人的不同时刻，其感受也是不一样的。患者要学会从以下方面很好地描述疼痛：①什么样的疼：比如像“刀割样”或只是觉得有“烧灼感”“刺痛”，还是像有东西压着的“压榨样”等。②有没有加重或缓解的因素：什么原因引起疼痛？什么原因促使疼痛重一点？什么原因又能缓解疼痛？③有没有放射：疼痛向别的部位放射吗？④持续时间：是持续痛还是阵发痛？若是持续痛，通常持续多长时间？⑤严重程度：到底有多痛？这是一个很复杂也很重要的问题。怎样知道有多痛，目前比较容易运用的方法是程度口诉分级法（VRS），简称4级法：0级：无痛。1级（轻度）：虽有疼痛但可耐受，不影响睡眠，可正常生活。2级（中度）：疼痛明显，不能耐受，睡眠受干扰，要求服用止痛药。3级（重度）：疼痛剧烈，不能耐受，睡眠严重受干扰，被动体位。

9 服用止痛药有哪些注意事项？

目前临床运用得最多和最主要的方式仍是“三阶梯”止痛法，它能解决大部分患者的疼痛问题。

患者可按照上文提到的方法，分析出疼痛的程度。止痛药物的选择应根据疼痛程度由弱到强按阶梯用药，按顺序提高：轻度疼痛：可用非阿片类药，如阿司匹林、扑热息痛等，最常用的是意施丁；中度疼痛：可用弱阿片类药，如可待因、强痛定等，最常用的是奇曼丁；重度疼痛：可用阿片类药，如吗啡、芬太尼等，最常用的是美施康定、多瑞吉。用药注意事项如下：

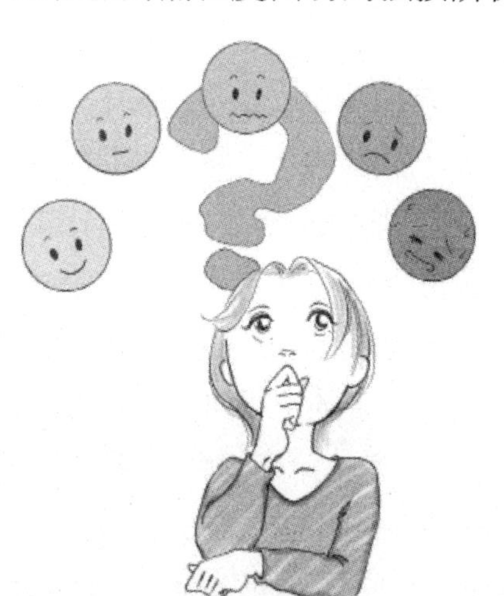

（1）口服给药

尽量选择口服给药途径，因为口服用药时药物吸收缓慢，尤其对于强阿片类药物，极少产生精神依赖性

（成瘾性）或身体依赖性。

（2）按时用药

对于止痛药物的服用，患者经常会有一个错误的概念，即在疼痛发生时再服止痛药。实际上对于癌痛患者，大夫追求的目标是让患者不痛，而不是在疼痛时减轻疼痛。按时用药可使体内药物浓度维持恒定，有助于预防疼痛的反复。

（3）个体化用药

由于个体间差异很大，止痛药剂量可大可小。阿片类药物并没有标准量，应注意不同患者的实际疗效。

（4）注意具体细节

对用止痛药物的患者要注意监护，密切观察用药后反应，目的是要患者获得疗效，且发生的副作用最小。

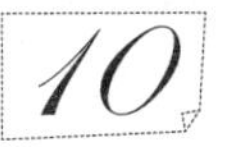

如何正确使用吗啡？

（1）怎样用

使用吗啡时，能口服就不要打针，口服是首选的吗啡给药途径。吗啡有即释剂和控释剂两种。控释片一旦捣碎后能迅速释放，因此千万不要将药片嚼碎后服用，对不能吞咽整个药片的患者不宜用控释片；不能口服时可以直肠给药，患者有恶心、呕吐或禁食期间可采用直肠给药，剂量与口服一致。目前临床上多使用多瑞吉透皮贴剂，这为部分患者带来了福音。

（2）正确剂量

人体对吗啡的敏感度个体间差异很大，一些患者只要用很小的剂量就可以缓解疼痛，而另一些患者则要使用大得多的剂量才能达到相同的效果。

药量应从小剂量开始逐步使用，不断调整，直至疼痛得到满意控制。原则上说，不论使用的剂量如何，只要药物能产生止痛效果，同时没有明显的副作用，就是正确的剂量。

如果疼痛控制不满意、止痛效果持续的时间不够，应及时与医生联系，医生会调整药物剂量、用药次数或更换其他止痛药物。患者不要自行改变药物的剂量。

（3）最高剂量

我国卫生部已专门下文指出：“吗啡用于癌痛无极量”。换句话说，吗啡的用量是按需给药。为达到将癌症疼痛充分缓解的目的，所需吗啡剂量可不受限制。

到目前为止，尚无吗啡极量的报道，个别肿瘤患者的一天静脉用吗啡量达到 70 克以上。这些实例进一步证明，疼痛患者对吗啡止痛剂的耐受潜力决非无痛患者可比。

（4）副作用

吗啡常常会造成困倦、便秘及恶心呕吐，一些患者还会发生头晕、神志模糊、呼吸减弱或排尿困难等。患者一旦出现上述症状，应及时与医生联系以便得到治疗。患者对阿片类药物副作用的反应个体差异很大，应对一些不可避免的副作用加以预防性治疗。

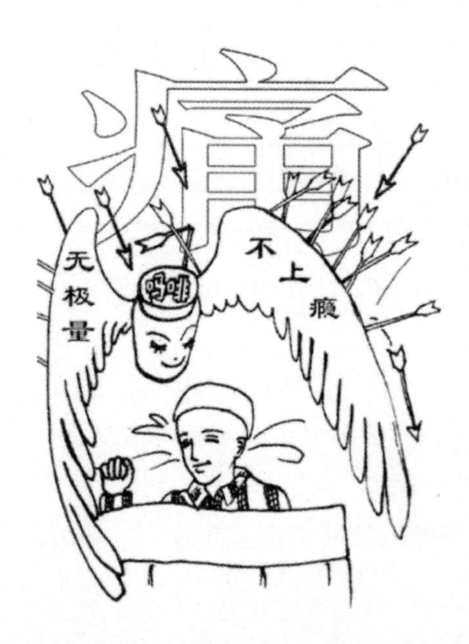

1）便秘：便秘是常见的副作用，是由于吗啡抑制了肠蠕动，导致大肠内容物停留时间延长。可以多食用含植物纤维素的食物，比如蔬菜、玉米、红薯等；中药麻仁润肠丸、芪蓉胶囊及各种芦荟制剂是常用有效的药物，部分严重患者可口服中药辨证汤剂或灌肠；口服泻药最好在睡前服用，如果需要，可在清晨使用直肠栓剂；多喝水、练习腹式呼吸和定时按摩腹部被认为是除药物以外预防便秘最好的方法。

2）恶心和呕吐：由吗啡引起的恶心呕吐通常被患者认为是很难接受的副作用，也往往是患者不能耐受更大剂量吗啡的主要原因。大多数患者在几天后都能自行消失，如果比较严重，不能耐受，可选择镇吐剂来治疗。

3）镇静：对大多数患者来说，使用麻醉止痛药的最初几天会发生嗜睡现象。随着用药次数的增多及身体对药物的适应，几天后这种症状会自行消失。喝一些茶或咖啡可提高醒觉、抵消吗啡镇静作用。

| 小贴士 |　正确认识吗啡类药物“成瘾”

全世界的公众，甚至医务工作者和政策制定者都普遍对药物的“成瘾”产生恐惧。为了避免使用吗啡类药物，有些患者甚至不愿诉说疼痛和报告疼痛的情况。有些患者合理的服用吗啡，常常被误认为是“成瘾”的行为。

对“成瘾”的恐惧源于一个错误概念

成瘾”指什么，实际上是指精神依赖，是对吗啡产生的不可遏止的心理需求。瘾君子追求的不是疼痛的控制，而是心理上的满足，一种欲仙欲死的感觉，也就是“欣快感”。对吗啡成瘾的恐惧源于一个广泛存在的错误概念，即把躯体依赖以及药物耐受等同于“成瘾”。

躯体依赖：是指药物连续使用一段时间后，突然停药出现的戒断现象，典型症状有焦虑、易怒、流泪、出汗等，这种戒断综合征被称为吗啡类药物的生理依赖或躯体依赖，但它们并不意味着出现了成瘾。

药物耐受：随着反复用药，药效常常下降，作用时间也缩短，此时需要逐渐增加剂量才能维持其效果，这就是药物的耐受性。所有的药物都会出现耐受，不单单是吗啡。

生理依赖和耐受性是用阿片类药物的正常药理学现象，不应影响药物的继续使用，不能把它与精神依赖性（成瘾）相混淆。如果不能区分“成瘾”和躯体依赖、药物耐受的关系，将会导致肝癌患者得不到足够的止痛治疗而遭受不必要的痛苦。

癌症患者使用吗啡，无论使用多大剂量以及多么频繁，都不是药物成瘾，因为治疗目的是控制疼痛，而不是精神“享受”。

实际上，多年来国内外临床经验表明，用吗啡类药物治疗癌痛，产生精神依赖者实属罕见，几乎不发生在癌痛患者中，包括肝癌患者。口服药物尤其是目前临床上常用的缓释或控释吗啡制剂，由于药物进入血液的波动比较小，没有很高的峰药浓度，也不容易产生心理上的欣快感。

11 怎样拥有一个酣畅的睡眠？

在众多睡眠形态紊乱现象中，失眠是最常见的一种。根据近年来对恶性肿瘤患者进行的调查显示，很多患者在肿瘤确诊、入院前均保持正常的睡眠，但在确诊及入院治疗后，失眠率高达50%以上。

失眠是一种持续相当长时间的睡眠的质或量令人不满意的状况，表现为入睡困难、觉醒次数多、睡眠浅、睡眠时间小于6小时等。就寝时，失眠者常感到紧张、焦虑、担心或抑郁，过多地考虑睡眠质量、个人问题、健康状况甚至死亡等问题。他们常常试图以镇静药来对付紧张情绪。清晨，患者常诉感到身心交瘁；白天的特征是抑郁、担心、紧张、易激惹和对自身过于专注。失眠：使患者的体力和精力难以恢复，对放化疗的副作用耐受性差，影响疾病预后和康复效果。长期失眠会引发焦虑、抑郁等情绪。

癌症患者导致失眠的相关因素，多数为担心疾病预后、疼痛、经济问题和各种治疗导致的消化道功能紊乱等。很多患者对失眠的危害认识不足，未及时就诊，发展为难治性失眠，影响临床治疗。有的患者自行服用或增加安定类药物剂量，导致药物依赖。

在患病期间，保持正常睡眠很重要。患者可以根据以下几点调整睡眠。

（1）摒弃不良思想，保持合理的睡眠期望

各种治疗及其副作用会让患者痛苦不安，首先从精神上影响患者，使患者不仅恐惧疾病的复发，也惧怕自己走向死亡，导致睡眠质量日益下降。患者此时更需要疏导自己的思想，确保睡眠质量。

患者常对失眠本身感到恐惧，过分关注失眠的不良后果，常在临近睡眠时感到紧张，担心睡不好，这些负性情绪使失眠进一步恶化，失眠的加重又反过来影响患者的情绪，两者形成恶性循环。

患者要调整好自己的心态，不要把所有的问题都归咎于失眠；保持自然入睡，避免强行要求自己入睡；不要过分关注睡眠；不要因为一晚没睡好而产生挫败感；培养对失眠影响的耐受性，不要总把失眠当做敌人而与之努力抗争，应学会与之共处。

（2）积极控制疼痛，给自己一个舒适的机体

肿瘤患者的疼痛不言而喻，而且可以说是一个必经的过程。虽然引起失眠的原因很多，但肿瘤患者因疼痛导致失眠更为明显，所以必须积极控制肿瘤疼痛，确保不会影响睡眠。

（3）尽力调节形成一个良好的生物钟

尽量让自己的睡眠具有规律性，有时休息不好时，心情要放轻松，给自己积极的心理暗示："没什么大不了的，偶尔不好，很正常。即使真的又睡不好，也没关系，大不了一夜不睡。"不要惧怕再次出现这样的情况。养成上床后不再多思考的好习惯。很多患者准备睡觉了，躺到床上，就很自然的想东想西，"今天吃了什么药，明天要打什么针，做什么检查，检查结果是什么，还能活多久"，越想越多，越想越担忧，就越睡不着。

（4）不要惧怕催眠药物

不要怕药物成瘾，该用药的时候必须要用。如果真的好几天睡眠不好，不要拒绝在医生指导下适当使用一些安眠药物。

1）镇静催眠药物：近年来，国际睡眠障碍专家研讨会上，有专家提出"按需治疗"和"小剂量间断"使用催眠药物的原则。"按需治疗"原则是根据患者白天的工作情况和夜间的睡眠需求，考虑使用短半衰期镇静催眠药物，强调镇静催眠药物在症状出现的晚上使用，待症状稳定后不推荐每天晚上用（间歇性或非连续）。

2）抗抑郁药物：对伴有抑郁情绪的失眠患者，常使用有镇静催眠作用的抗抑郁药物，如米氮平、曲唑酮、阿米替林等。米氮平对重度抑郁伴焦虑或失眠的患者效果较好，因无胃肠道副作用，更适用于癌症患者，尤其是胃肠道肿瘤患者或正在接受放化疗的患者。

（5）注意睡前饮食和运动

晚上不要吃得太饱，宜清淡饮食，避免刺激性饮食及做过于激烈的运动。要提高睡眠质量，可以在上床睡觉前的 2 ~ 3 小时内进行适量锻炼，可使睡眠保持平稳。同时，在睡前泡个热水澡或者喝杯热牛奶也有好处。

（6）确保寝具的舒适

比如床垫的软硬、枕垫的高低都要配合好。很多人喜欢睡软床铺，这绝对是最糟糕的选择，因为太软了，没有办法支撑人体的重量，睡在上面不仅不能帮助缓解白天的疲劳，反而会加重腰酸背痛的程度。失眠者最好的选择是硬板床，不过床垫要铺得柔软一些，这样才能有助睡眠的改善。

（7）房间光线、湿度要适宜

如果房间的光线很亮，会刺激眼睛的神经，让脑部处于兴奋的状态，很难入睡；房间的温度、湿度调节好，对睡眠也是非常有利的。好睡眠，浸润身心，带来更充沛的精力、更舒畅的心情，更有利于疾病的预后。

（8）治疗其他副作用

积极治疗引起失眠的其他疾病，如咳嗽、咯痰、呕吐、气促、心慌、腹泻等。

（9）可试试食疗

目前研究显示，部分食物对促进睡眠有一定帮助，比如：小米、牛奶、百合、灵芝、猪心、酸枣仁、莴苣汁、小麦、糯米、鹌鹑蛋、牡蛎、芝麻、冬虫夏草、银耳等。在水果方面，可以多食一些桂圆、桑葚、葡萄、莲子、核桃等。

失眠食疗

酸枣仁粥

原料：小米、酸枣仁打沫各 100 克。

方法：先以小米煮粥，快熟的时候，再把酸枣仁沫加进去。

功能：养心安神，适用于多梦。

山楂方

原料：山楂核 30 克。

方法：炒焦成炭，加适量的白糖。

服法：开水冲服。

功能：养心安神，适用失眠时自觉心率较快、烦躁。

小米粥

原料：小米 100 克，鸡蛋 1 个。

方法：小米煮熟，取汁，然后再打入鸡蛋烧煮，煮熟。

服法：临睡前以热水泡脚，然后喝粥。

功能：养心安神，适应于心血不足、烦躁失眠。

12 为什么说“关注生活质量与消灭肿瘤同样重要”？

生活质量最早是在肿瘤临床研究中提出来的，近年来备受医学界的关注。肿瘤患者在确诊、接受治疗的过程中，由于心理打击、肿瘤折磨及治疗带来的痛苦，生活质量往往会严重下降。以往对肿瘤的治疗强调根治性、攻击性治疗，以最大限度杀灭肿瘤细胞为目的，以肿瘤缓解率为主要评价标准。但治疗中常出现“事与愿违”的情况，例如有的患者肿瘤局部缩小了，甚至达到完全缓解的程度，但患者在经历手术、化疗和放疗后全身情况却变得很差，没过多少时间，肿瘤又长回来了。

基于以上认识，对于肝癌患者的治疗，应包括手术、介入、放化疗、免疫、中医药、心理、康复等多种方法手段相互配合的综合治疗，疗效的评价除肿瘤局部缓解外，也应关注身体机能状态。由此可以看出，提高身体机能状态和消灭肿瘤同等重要。

20 世纪 40 年代，Kanofsky 等首先提出了对肿瘤患者的行为状态评分，这虽然算不上是真正的生活质量评定，但为后来对临床肿瘤生活质量研究开了先河。

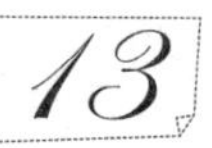

13 肝癌的基础治疗重要吗？

肝癌的基础治疗很重要，不能放弃。前面说过，我国肝细胞肝癌合并肝硬化占 85% ~ 90%，其中绝大多数为病毒性肝炎后肝硬化。肝硬化与肝癌合并存在增加了诊断的难度；手术切除通常比较困难；肝硬化基础上的癌变，即使切除了肝癌，由于肝硬化这一基本土壤的存在，还会再次长出新的肝癌，即所谓的“多中心发生现象”；有些乙肝、丙肝感染的病例，可以跨过肝硬化阶段，直接发生肝癌，预后较差。有的患者即使没有肝炎，但由于肝功能较差，对肝癌诊治影响也很大。

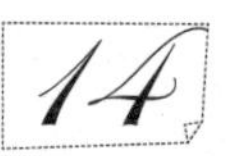

14 患者家庭如何在其治疗康复过程中发挥作用？

患者家庭的支持贯穿于患者治疗、康复的整个过程中，非常重要。除去生活中的护理照料以外，家庭的支持主要包括两方面的内容：一是对治疗措施决策的影响，二是对患者思想与情感的影响。

为什么说家庭支持非常重要呢，因为它会影响医生的决策和患者病情的发展。举个例子来说，如果一个患者有绝对的手术治疗机会，告知家属，部分家属回答一是不同意手术治疗，二是坚决不和患者商讨治疗的选择，自行决定，还不让医生告知患者实情。有的患者家属得知病情后报定“宿命观”——反正一死，死活不治；有的受经济条件所限，想参与某项治疗，可经济无力支撑，最后不得已放弃。因此，患者及家属的思想观念、认识水平、经济状况等也决定着病情的进展，不是完全取决于医疗条件的好坏、医生水平的高低。这是应当高度重视的问题，需要全社会关注。

另外，在临床工作中、闲暇之余，笔者经常和患者家属谈心，有很多的体会和感触，理解患者的痛苦，也深知患者家属的难处。因为照顾一个癌症患者需要背负更多的经济压力、心理压力，甚至面临失去亲人的悲苦。但无论如何，家属对患者的支持是无可替代的。

（1）家属是患者最好的倾听者

任何人生病后都渴望表达内心的痛苦，但不是向谁都能倾诉，也不是谁都能完全理解患者所要表达的意思。亲戚、朋友或大夫听罢只能安慰一下，只有家属是最好的倾听者。即使不愿意听，也要强迫自己去接受，因为家属必须明白患者此时所表达的悲痛是无法自制的，是得知肝癌后很正常的反应。倾听后更重要的是要表现出和患者共度难关的意愿，让其鼓起战胜疾病的勇气。

（2）家属是患者最好的情绪接受者

癌症患者的情绪是起伏不定的，因为他要承受的痛苦实在太多，有时郁积的情绪爆发，而暴发的对象只能选择自己最亲近的人。虽然家属有时觉得很委屈，也很难过，但是必须承受。当然，患者家属要尽力维护自己的心灵不受损伤或者也找一个情感的宣泄方式，但切记不要与患者发生冲突，因为患者宣泄后其内心会很痛苦、悔恨，但却无法自制。请让患者有真诚表达内心感受的机会，又允许患者有时的沉默，因为在病中本来就充满着许多追忆和自省。当他不愿回答你的谈话时，相对无言也许是更好的解决方式。

（3）家属切忌事事代劳

家属在照顾患者时，要把其看成是有能力承担责任的人，而非毫无自救能力的人。对患者的事事代劳、“一切包办”，看起来似乎“关怀备至”“体贴入微”，其实是促使他更加萎弱且“无力感”越加强烈。患者需要对自己身心健康负责。事实上，再也没有比剥夺患者这种需要更容易摧毁他了。

许多患者可能主诉疼痛、乏力，以前能轻易做的事可能做不了了，这时家人可能会尽量设法帮助他，替他做这做那，包括患者想到的和未曾想到的，甚至连患者能做的也全部包揽下来，实际上这种帮助方式只会是孤立了患者，解除了他与疾病作斗争的最基本武器。鼓励患者自己照顾自己、自己料理一些事情，这是对患者最好的照顾。

（4）尽量给患者一如往常的生活环境

中国人是讲究大家庭生活环境的，家里人生病了，亲戚朋友拜访探望络绎不绝。当然某些时候和患者谈心，说些鼓励患者的话，可以宽慰患者，但人多了，患者本来体质就虚弱，还要疲于应付与接待，其实也是耗伤体力之事；另外一方面，大量的来访，会增加患者思想负担，更让其觉得自己是一个患者，重患者的思想越加深厚。病在于养，稍清净一些为好。

有时候，为了不给患者增加心事，不告诉他家中所发生的一切——这样做并不好。在这个关键时刻，应该让患者参与到家庭事务当中，要让他觉得自己还和以前一样，他的决策与看法对这个家仍是有分量的，切忌将其孤立起来。当然可以多一点“报喜不报忧”，这样他的求生欲望便可激发起来。和患者一起从事一些与治疗无关的活动，分散其对疾病的注意，感觉自己有能力从事治疗以外的活动，从而增强活下去的信心；病情好转时，也要常常有人陪伴。喜欢别人的关怀是人的天性，即使他的病情好转，关怀与支持仍须继续下去。

15 如何改善肝癌患者营养状况？

患者必须竭尽所能预防营养不良的发生，因为一旦体重开始下降就很难再恢复。如果体重下降超过 5% 以上，就必须视为有意义；当体重下降超过 10%，可当作一种危险信号；如体重下降 15%，可进一步导致食欲降低、沮丧、疲劳和逐渐虚弱从而降低康复的效果和机会。如果消化功能好，患者每天应喝两杯牛奶（450 克），进食 50 克瘦肉、250 克蔬菜或水果，其中蔬菜中应有一半是绿叶蔬菜。体重下降明显时，可增加进食量和加餐。如果多吃 100 克的馒头和 25 克肉，体内的热量就可增加 500 卡；每天多 500 ~ 1000 卡的热量，一个月可使体重增加 1 ~ 1.5 千克。因此，可以采取两餐之间加餐的方法，多吃甜食、奶、蛋类食物，使热量大量增加，弥补患者因消耗太大而引起的体重减轻。

肝癌患者的饮食调理从总体上看应坚持多样化、均衡化、低脂化和易消化的原则。

（1）多样化

意味着患者不但不需要忌嘴，而且食物的品种应尽量广泛，最大限度地吸取自然界存在的多种营养物质和元素，既可保证人体维持正常生理功能和提高免疫功能的需要，又能补充人体必需的各种维生素和微量元素。多吃胡萝卜、西红柿、山芋、甜椒、绿叶蔬菜、香蕉、杏子、无花果、紫菜、海带、山楂等蔬菜和水果均有利于各种维生素和微量元素的补充和摄入。

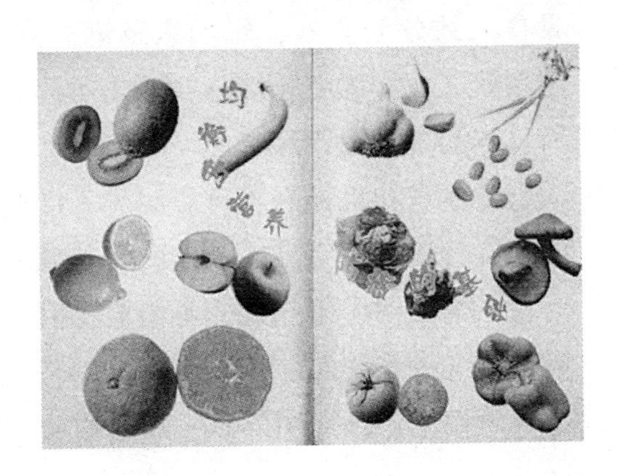

（2）均衡化

要求在选择食物时，注意保持“红绿搭配”和“荤素平衡”，在进食富含“动物蛋白”的蛋类、鱼类和肉类食物的同时，更要重视含丰富“植物蛋白”的豆制品、土豆、芋头、山药等，这些“植物蛋白”也较容易为肝癌患者所消化和吸收。而身体内充足的蛋白质有助于组织器官的修复、更新，并能促进代谢活动和增强消灭癌细胞的能力。

（3）低脂化

在饮食中要适度限制高脂肪食物的摄入，可经常食用鱼类水产品。低脂肪的饮食可以减轻肝癌患者恶心、呕吐及腹胀等症状。

（4）易消化

由于肝癌患者在接受治疗以后，往往出现食欲减退、消化功能减弱现象，因此，平时不但要选择一些容易消化的食物，如豆制品比鱼类易消化，鱼、虾比肉类易消化，肉类中鸡、鸭肉又比牛、羊、猪肉易消化；同时，还要提倡合理的烹调方式，减少油煎，增加焖煨、蒸炖，并尽量少食辣椒、桂皮、茴香等调味食物，使机体维持正常的消化和吸收功能。

16 吃素的患者应注意什么？

肝癌患者中，不乏吃素者。有些是在得病之前就吃素，有些是得病后才开始吃素，但无论什么时候开始，在营养方面有许多需要注意的。素食大致分为全素、奶蛋素及锅边素。在营养方面，全素者较易造成营养缺失，因为植物性食物不含维生素 B_{12}，且植物性铁质吸收率较低，所以容易发生缺铁性贫血。

素食者的食物内容有豆制品、面制品、干果类及蔬菜水果。素食者的主食与荤食者无异。素食的营养素分析如下：

糖类：糖类是热量的主要提供者。主食类、水果及部分蔬菜类都是糖类的主要来源。

蛋白质：蛋白质的基本组成单位是氨基酸，其中有 8 种氨基酸是人体无法合成的，必须由食物中摄取，称为必需氨基酸。植物性食物中所含必需氨基酸常缺乏一种或两种，且量也较少，除大豆外，所含蛋白质较不完全，单独吃时不能被身体很好地利用，因此必须搭配得宜，利用食物的互补以提高利用率，例如：黄豆、五谷类可搭配食用。

脂肪：植物油含不饱和脂肪酸较高，且不含胆固醇，但等量的植物油热量与动物油是相同的。

纤维素：一般而言，素食者会吃入较多的纤维类。全谷类、蔬菜、水果等都含有纤维素，有降低血脂、胆固醇及血糖等作用，更可促进排便、减少致癌成分与肠道接触的机会。

维生素：维生素 B_2、维生素 B_{12} 是素食者容易缺乏的。食物中富含维生素 B_2 的有牛奶、奶制品以及酵母或深绿色蔬菜等。维生素 B_{12} 大多存在于动物性食物中，植物性食物中虽然酱油及发酵的豆制品等含有少量，但却都不是可以多吃的食品。至于维生素 D 也大多存在于肝脏类、蛋黄、鱼肝油等动物性食品中。

矿物质：牛奶富含钙质，因此肝癌患者选择奶蛋素是比较理想的。植物性食物中含钙质较多的有豆制品、黑芝麻、苋菜、海带、紫菜等，铁质含量较多的植物性食品有干豆类和坚果类，如葡萄干、红枣、黑枣等。此外，植物性食物的芳香味不如动物性食物，因此常用油炸或较多的调味料以增加食用者的食欲，反而增加肝脏及肾脏的负担。

基于上述诸多原因，对肝癌素食者的建议如下：多样化选用未精制的食品，每天最好能选用 3 ~ 5 种以上不同的食物；为顾及营养均衡，最好多摄取鸡蛋、牛奶制品，牛奶每天 1 ~ 2 杯。奶类含有丰富的钙质，蛋黄富含铁质及卵磷脂，都是素食者容易缺乏的营养素；适量选用坚果或豆类，如腰果、花生、芝麻、黄豆、红豆、绿豆、红枣、黑枣、葡萄干等；应保持一种主动积极的态度，对动物性食物的态度应该不刻意排斥，偶尔也可吃些肉类，营养较均衡，例如：米、面类加少许牛奶或肉类，面加干酪，只要少量就可收到很大效用。

17 肝癌患者如何选择适合自己的锻炼方式?

古语:“久卧伤气,流水不腐,户枢不蛀。”中医认为:“勇者气行则已,怯者则著而为病也”(《素问·经脉别论》)。自古以来,养生家都非常注重运动,气行血行,气滞血瘀;通则不痛,痛则不通。长期卧床,缺少运动,会使气血运行不畅,因此中医主张凡是体力和病情许可的情况下,应尽量下床活动,运动能使经脉通畅,气血运行有利于病症的康复和消除。

运动能增进机体的气血畅行,在抵御肿瘤病症过程中起到扶正祛邪的作用,调动和提高机体免疫功能和抗病能力,使机体在与肿瘤生长中处于正邪相争,维持相对平衡的状态。不少肿瘤患者在坚持某种运动方式中,与瘤体共存,带瘤长期生存;还有更多肿瘤患者,经手术治疗或放疗、化疗后,体质长期得不到恢复,而接受某种运动之后,病情明显好转,重新走上工作岗位。

最适合的锻炼就是散步。散步不需要任何健身器械,不需要特殊的场地,不受时令、气候、时间的限制。正如前人所谓:“散步者,散而不拘之谓,且行且立,且立且行,须得一种闲暇自然之志”,弱强皆宜,是肿瘤患者保健锻炼的适宜运动。

散步能强身,在于能使身体气机畅达,血液流动,筋骨舒展,关节活动;还可助脾运化,宁心安神,祛病防老,延年益寿。

散步对心脏和肺均有好处,可以使肺活量增加,肺泡毛细血管对氧的吸收率增高,心功能增强。长时期坚持散步,可使心率减慢,从而使心肌得到较好的休整。

散步除能增强体质外,还是安神定志的妙方。有些人因为精神负担较重或其他原因,情绪常欠稳定,失眠多梦,食欲不振,对于这些症状,散步是较理想的“治疗剂”。睡前散步,再用温水洗脚,多可安睡。

散步注意事项:多主张饭后、睡前散步。散步应选择空气清新的场所。速度、时间、距离不限，以舒适为度，循序渐进，可每日早晚各1次。散步一般多为自然呼吸，以平稳为准，为了更好地锻炼，可逐渐进行有规律性的呼吸训练，尽量做到呼气时间长于吸气时间，在此基础上过渡到腹式呼吸，以改善通气状况，增强心肺功能。病情较重者，虽不宜户外散步，但要尽量在室内行走，即使是家人搀扶着走一走，也会有益处。

18 练太极拳要注意什么？

太极拳在我国流传了几百年而经久不衰，适合于不同年龄、体质和性别的人练习。通过练太极拳，体弱者可以增强体质，肿瘤患者可以提高抗病能力、帮助康复。

太极拳，源于古代导引术。其特点是：动作圆柔，动中有静，静中有动，刚柔相济，内外结合，阴阳相贯，如环无端。练太极拳对于肿瘤患者是十分有利的，它通过调心、调身、调息的活动，具有循经顺气、舒筋活血、强身壮体，调整阴阳之功效。

太极拳的种类很多，包括杨氏太极拳、陈式太极拳、吴氏太极拳、武氏太极拳、孙氏太极拳。目前，练习太极拳者多为简化太极拳。

练习太极拳首先要树立信心，持之以恒，切不可三天打鱼、两天晒网。练太极拳，以旭日东升、凉露未收之时，在室外山间、田野、河畔、园林、庭院等空气清新的场所最为适宜；要掌握好运动量，以练后精神好转、食欲增加、睡眠安宁为适合的标准。

（1）基本要领

1）轻柔松静：太极拳动作讲究松静柔和，防止动作僵硬、紧张和拘束。松和静二者具有密切关系，只有全身放松，才能达到心静神安。

2）连贯圆活：太极拳从起势到收势的每一个动作都互相连成一气，前后连贯，如环无端。太极拳中的四肢和身体运转路线要求圆形、

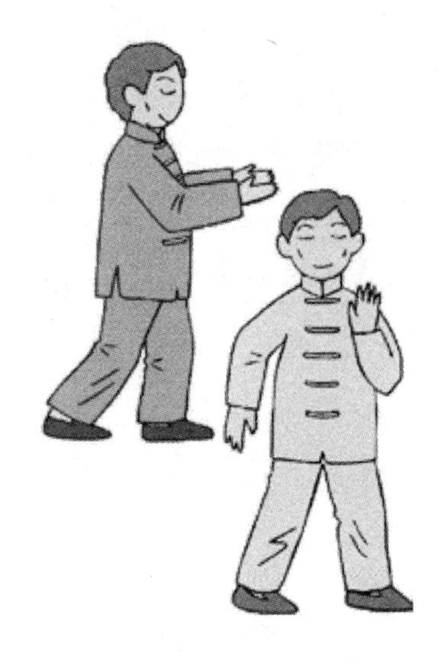

弧形，不可直线往来或曲折上下。手脚的姿势也不应过于伸直或屈曲，而要经常略微弯曲，连贯轻柔的保持类似圆形的饱满姿态。

3）意与行：每项运动的锻炼都需要意念配合，要求做到“刻刻在心，意随身随”，即所谓思想不停，动作不停，连绵不断。

4）练拳姿势：练太极拳时，身体要“中正安舒”，动作自然，也就是姿势和动作都应该合乎生理的自然规律，不应勉强，不要做作。太极拳强调以腰为主宰，“刻刻留意在腰间”，稳定重心，以腰部带动四肢。

5）动作速度：太极拳动作要求缓慢均匀，连绵不断。“迈步如猫行，运动如抽丝”。

6）配合眼神：注意眼神视线。随动作的不断变化，视线也随身体的姿势和手的方向不断变化。这样可使意念集中，心神不乱。

（2）注意事项

练完一套太极拳，可伴有轻微疲劳感觉，但 3 ～ 5 分钟后脉搏应该恢复正常，疲劳感亦可消失。如脉搏增加太多，身体非常疲劳，较长时期尚难以恢复，说明运动量过大，应适当休息和减轻运动量。

清晨练拳后，应休息半小时后再用餐。每日练习一两次，以自觉发热微汗出为度，不宜活动过久。练习前，应先做几分钟准备活动，使肌肉、筋骨、关节活动，血脉流畅。

19 听说过“想象”能治疗癌症吗？

静的运动：用想象来消灭肿瘤细胞。当人们在生命受到威胁时，有一种求生的本能。有时，求生意志可以成为决定生命长短、影响生存的关键因素。

也许有人会说这是唯心的，连最先进的现代医学技术都难以对付的癌症，怎么可能通过“想象”就治愈了。然而，事实却证明，“想象”确实是战胜癌症的一种疗法，虽然它不是万能的，但是能够给患者带来治愈的希望。

想象疗法属于心理治疗范畴，又称为整体机能疗法、精神想象操。早在 1971 年，美国的卡尔·西蒙顿医师就开始用此法来治疗晚期癌症患者。这些患者均被确诊为癌症晚期，然而在卡尔医师的想象疗法治疗下，患者的生命绝大多数都延长了。

卡尔·西蒙顿及其夫人斯蒂芬妮是探索癌症心理学病因和开创癌症心理治疗的先驱，他们主要教导患者采用一种积极的生活态度，学会放松和内心意象技术，树立生活目标，从事体育锻炼。这些技术不仅使肿瘤患者的康复成为可能，而且大大改善了患者的生活情趣。

| 小贴士 |　一步步学习想象疗法

内心意象法是一种在传统放松基础上充分发挥患者积极想象的心理治疗方法。卡尔·西蒙顿用内心意象疗法的目的是调动患者的抗癌积极性，通过放松及想象训练来影响免疫系统的功能。想象疗法将内心意象和放松结合起来进行，要求患者尽量在 10 ~ 15 分钟完成全部过程，每日做 3 次。

到一个安静的房间里去，光线要柔和，坐在舒适的沙发上，双手平放在扶手上，两足平放在地面，轻轻闭上眼睛。

- 注意自己的呼吸。进行几次深慢的呼吸，每次呼气时默念“放松”一词。
- 把注意力集中到面部，感到眼睑和眼睛周围的肌肉有些紧张，内心把这些紧张勾画成一幅内心意象，可以是一根打着结的绳子或一个握紧的拳头。然后心中想象它逐渐放松直至感到舒适，就像一根疲软的橡皮筋。当它们完全放松时，感到一阵放松的波动扩散到全身。用力将脸和眼睛绷紧，然后使之放松，即感到放松波动传遍周身。

- 将以上指令应用到身体其他部位，慢慢地下移到下颚、颈、双肩、背部、前臂、手、胸、腹、大腿、小腿、跟、足及趾，直到全身每一部分都放松为止。无论在身体哪个部分，内心中先构想紧张，再构想紧张慢慢消除，把这个部位绷紧，再使之放松。
- 现在想象自己处在一个使你感到舒适和愉快的自然环境中，内心想象此处空气新鲜，五彩缤纷，鸟语花香，想象你在这个天然环境中非常放松舒适地待上 2 ～ 3 分钟。
- 然后内心中用真实术语或象征的术语描绘肿瘤，把癌想象成一堆非常混乱和脆弱的细胞。要记住在正常的生命期间，我们机体能上千万次地消灭癌变的细胞。当你描绘肿瘤时，要认识到，你的康复要求你自身的防御力量恢复到正常的健康状态。
- 如果你现在正在接受放疗，你就想象有一束几百万颗的子弹正在射中它途中的每一个细胞，正常细胞能修复放疗造成的损伤，而癌细胞因脆弱不能修复损伤而死亡。如果你在接受化疗，就想象进入体内的化疗药物起毒药的作用，正常细胞非常聪明、强壮有力，不那么容易吸收毒物，而癌细胞则衰弱无力，只要吸收一点毒物就会死亡。
- 想象体内白细胞进入癌所在的部位，找出那些癌细胞，然后将它杀死。体内有大量这样的白细胞，它们非常强壮，富有进攻性，而且非常精明，癌细胞根本不是它们的对手，白细胞一定能赢得这场战斗。
- 想象癌肿逐渐缩小，死亡的癌细胞被白细胞带走，通过肝、肾从大便和尿中排出体外。继续看到癌肿缩小，直至完全消失。同时自己的食欲增加，精力充沛。
- 想象自己摆脱疾病，渐渐恢复健康。内心中祝贺自己为恢复健康起了重要作用，看到自己每日做三遍内心意象法，感觉非常舒服。
- 这时轻轻松开眼睑肌肉，做好睁开眼睛的准备，开始对房间有所察觉。睁开眼睛，准备重新开始日常活动。

完成整套训练后，你需要画一幅图来表明你所想象到的图像，并和医师一起进行分析。需要说明的是，如果你训练时思想不集中，不能很好地放松，或想象不到什么具体的图像，请不要着急，多做几遍，自然会好。需要说明的是，不管患者把癌细胞、治疗和白细胞想象成什么形象，只要患者自己觉得癌细胞是脆弱的，治疗措施和自身的抵抗力量是强大的，并足以完全彻底地消灭癌细胞，看到自身恢复健康，就是一个好的内心意象。

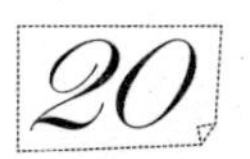 肿瘤能用气功“抓出来”吗？

肿瘤患者练练气功肯定是有益的，因为练气功可以调节情志、稳定情绪，这些都是抗肿瘤发生发展的重要因素。更有报道，练气功可以增强人体免疫功能，提高抗病能力，这对肿瘤的治疗和调养是有利的。

但就像任何治疗手段和强身方法一样，世上没有万能的良药。对于恶性肿瘤，人类暂时还不能完全征服，但总有一天，科学会战胜肿瘤。目前的治疗原则是，综合应用可能有治疗作用的方法，力争取得满意的疗效。到目前为止，人类在肿瘤面前并不是束手无策。几十年以来，很多肿瘤已从无药可治发展到可获根治性疗效，有近 20 多种肿瘤治愈率得到提高，更多的肿瘤患者提高了生活质量，延长了生存期。虽然，肿瘤患者练气功有益，但不能也不必排斥其他的治疗。从目前治疗肿瘤的疗效看，气功更适合作为辅助手段，用于肿瘤的康复。经常有人听到某某气功师功夫了得，可以将体内的肿瘤“抓出来”。这种事情，可以说是毫无科学依据的。有些人把希望寄于此，是患者走投无路的一种心理状态，反映了人对疾病的无奈的心情，总希望有什么奇迹发生。用气功“抓肿瘤”是不可能的事，因为这种说法违反了科学，是骗人的。

21 怎样运用音乐治疗肿瘤？

优美悦耳的音乐能提高大脑皮层的兴奋性，调节情绪，激发情感，振奋精神，启迪智慧，同时有助于消除患肝癌后造成的紧张、焦虑、抑郁、恐惧等不良心理状态，提高应激能力。

（1）五行与音乐

五行代表自然界木、火、土、金、水五种不同的物质形态。人是天地自然之子，人的生命活动和万事万物的变化息息相关，即所谓的“天人合一”“天人相应”。五行与人体五脏相合有心、肝、脾、肺、肾，与季节相合有春、夏、长夏、秋、冬，与情绪相合有怒、喜、思、忧、恐，与音律相合就有了五音，即指角、徵、宫、商、羽五个不同调式的音乐。

角调，为春音，属木，主生，通于肝，能防治气的内郁，调节肝胆的疏泄，兼有助心疏脾和胃的作用。

徵调，为夏音，属火，主长，通于心，有利防治气机的下陷，具有养阳助心、补脾利肺、泻肝火的作用。

宫调，为长夏音，属土，主化，通于脾，以利防治气的升降紊乱，具有养脾健胃、补肺利肾、泻心火的作用。

商调，为秋音，属金，主收，通于肺，以防治气的耗散，具有养阴保肺、补肾利肝、泻脾胃虚火之功效。

羽调，为冬音，属水，主藏，通于肾，利于防治气的上逆或过分上炎，具有养阴、保肾藏精、补肝利心、泻肺火的作用。

（2）音乐的选择

放疗期间，情绪易激动，易烦躁、口干、口渴、咽痛、头晕头痛、尿黄、便秘等。音乐治疗宜选择悠扬、舒情、和谐的乐曲，如D调、B调及商调式、羽调式的音乐，具体乐曲有《江南丝竹》《天鹅湖》《寒鸭戏水》《蓝色多瑙河》《阳关三叠》《梦幻曲》《潜水姑娘》《梅花三弄》《春之歌》《嘎达梅林》《春江花月夜》《月儿高》《月光奏鸣曲》等。

化疗期间，患者主要有全身及消化道反应，临床症状为疲乏、无力、头晕、喜卧、纳差、恶心、呕吐等。音乐治疗应选择旋律热烈、欢快、轻松、曲调亲切的乐曲，如A调、E调及徵调式、角调式、宫调式，具体乐曲有《春天序曲》《溜冰圆舞曲》《闲聊波尔卡》《卡门》《解放军进行曲》《步步高》《狂欢》《回娘家》《彩云追月》《逛新城》《旱天雷》《花好月圆》《金蛇狂舞》《春天来了》《光明行》《雨打芭蕉》《喜洋洋》《假日的海滩》《矫健的步伐》《锦上添花》

《水上音乐》等。

失眠、多梦：可用《春江花月夜》《仲夏夜之梦》《摇篮曲》《绿岛小夜曲》《二泉映月》《烛影摇红》《军港之夜》《大海一样的深情》《醉夜》《梦幻》《平湖秋月》《春思》《银河念》《仲夏之梦》《宝贝》《塞上曲》《苏武牧羊》《平沙落雁》等。

焦虑、愤怒：可用《江南好》《化蝶》《春风杨柳》《同舟共济》《星期六的晚上》等。

抑郁、忧愁：可用《祝您幸福》《卡门》《蓝色狂想曲》《命运交响曲》《喜洋洋》《心花怒放》《祝您快乐》《春天来了》《步步高》《娱乐新年》等。

（3）怎样进行音乐治疗

音乐疗法并无特别的要求，有一只收录机和一个较为安静的环境即可，必要时还可使用耳机。

选择乐曲的过程中，要避免乐曲中音调、节奏、速度、音量的急骤变化，更不要选择金属性音色的音乐。听音乐的时间以每次 30 ~ 60 分钟为宜，音量不要过大。

患者可根据本人对音乐的欣赏能力和爱好，选定曲目，这样会增加疗效。曲目可以按照自己的喜好更换。若总是听一种音乐，则有可能达不到治疗效果，甚至会产生厌烦情绪。最好戴耳机，免受外界干扰，另外，音乐的音量应掌握适度。

22 肝癌患者需要远离哪些不良心理？

一个原本健康的人，一旦被确诊患有肿瘤，即使是意志坚强者，也会出现严重的心理反应，这是人之常情。但是有些不良心理反应，时间长了就会对身体产生损伤，是需要克服的。患者应该将得肿瘤当作是一种挑战，重新战胜自己。

| 小贴士 | 远离这些不良情绪

焦虑　疾病初期，没有最后确诊的时候，患者心情复杂焦虑，迫切盼望身患“恶性肿瘤”被否定。当确诊后，则又想知道自己所患癌症是属早期还是晚期、有没有扩散转移、该类型癌症的治疗效果如何，然后又会思考个人的前途和命运、对家庭有什么影响。

焦虑是得病之后最常发生的一种复杂情绪反应，恐惧和担心是两大特征。患者经常烦躁不安、感觉过于敏感、厌食恶心等，还会有失眠、头痛，时时有一种说不出的紧张、恐惧和难以忍受的不适感，整日忧心忡忡。

恐惧　在人们的心目中癌就是绝症，患了癌症的患者似乎等于“判死刑而缓期执行”。患者怕手术不成功，怕留下后遗症，怕癌会转移，怕疼痛，常常把癌症与死亡联系起来。对恶劣预后的担心往往会产生坐卧不安、食欲不振、夜不能眠。

孤独　当住进医院后，周围环境变了，随时接触的都是陌生人，自然产生一种孤独感。特别是住进小病室，在病室人员少的情况下，希望有人陪伴、说话，以消除心理上的寂寞，得到心理宽慰。有的患者还会产生遗弃感。

由于不同程度地对工作和生活失去信心，自感无助于家庭和社会，反而成为累赘，感到孤独和被遗弃，甚至情绪忧郁而萌发轻生念头。

愤怒　有些人在得病之后往往怨恨自己命运如此不幸，看什么都不顺心，爱发脾气，怀有一种难以排遣的心情，甚至将情绪发泄在医生和护士身上，不配合治疗。

当一个人长期而艰难地与癌症做斗争，在多次失去信心和希望，意识到这场斗争不能取胜时，便不禁产生愤怒的情绪，通常因为日常生活中一些小事而发泄到亲人身上，对周围人群的健康、快乐、成功表示嫉妒。

抑郁　当患者承认了经过全面检查确诊癌症在心理上存在的现实后，常常会表现出精神极度痛苦，情绪低落，忧愁、沮丧，有些意志薄弱者甚至会出现极度的悲观和绝望，大有万念俱灰之感。不但惦念着亟待去解决心灵上深刻而又放心不下的问题，而且还会不停地追忆过去美好的生活情景，对周围的事情缺乏兴趣，表现为时而情绪低沉，时而烦躁不安。

猜疑　相当一部分患者起初对诊断极度表示疑问，常有“我实际上没有病”“我怎么会染上这种病呢”的疑问，对医疗过程中的任何环节都产生疑问，如检查、用药等。当患者与患者之间、患者与医护人员之间轻声说话时，便猜测周围的人在议论和歧视自己，对亲朋好友的劝说也容易造成误解，住院期间怕打错针、怕吃错药等。

23 出院时需要携带及了解的事情有哪些？

经过一段时间的治疗后，医生通常会这样建议："手术很成功，术后恢复得不错，您可以出院休息了"，或说："治疗结束了，您回家休息一段时间吧。"出院回家的心情是迫切的，但千万记得再着急，也要带上下面几件宝物回家。

1）一句医生的话：请主治医生告诉下次返院复查或治疗的时间。

2）一份个人资料：应该包括：①出院诊断书；②出院小结或出院记录：内容包括入院和出院时的情况，住院期间的主要治疗经过（如接受了何种治疗、用药剂量等），出院时的诊断，出院带药，出院注意事项等；③有价值的检查结果：包括住院期间一切异常的检查结果，及医生建议应保留的其他检查结果。

3）一种联系方式：向医生询问办公室的联系电话，以确保在有疑问或身体不适时能找到主治医生。

24 为什么肝癌复查必不可少？

许多良性疾病经过治疗后，症状、体征消失中，功能恢复，即可称为治愈。而肝癌不是这样，在经过第一阶段的外科或放、化疗处理后（往往是住院治疗），还需要继续有计划地进行综合治疗和定期检查、随访，这是肝癌治疗的一大特点。不能获得一次治疗后，就认为是万事大吉了；只要没有症状，就不去医院复查；或由于害怕"万一真的复发了"，而不接受复查。有些患者待出现症状或医生再三叮嘱后，再去医院检查时，却发现肝癌早已复发，病情已晚，失去了再次治疗的最佳机会。

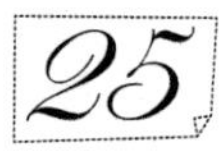 肝癌患者应在什么时候开始复查？

一般认为，随访频率在治疗后前 3 年内应该每 3 ~ 4 个月一次；3 ~ 5 年期间，每 4 ~ 6 个月一次；5 年后依然正常，可以改为 6 ~ 12 个月一次。具体应根据病情而定，通常医生会提醒患者下次复查的时间，或患者主动询问。多数医生要求患者复诊以月为单位。如果是小肝癌根治术后第一年内，医生要求每 3 个月一次对患者询问病史、体格检查、腹部 B 超、AFP 检查等。一年后，每半年复诊一次，内容同上，除非有复发或转移。

一般在复查时，会有抽血（查血象、凝血功能、肝肾功能、肿瘤标志物、免疫学指标等）和影像学检查（腹部 B 超、CT 等），这些检查并不是每次必做，医生会根据病情酌情增减。

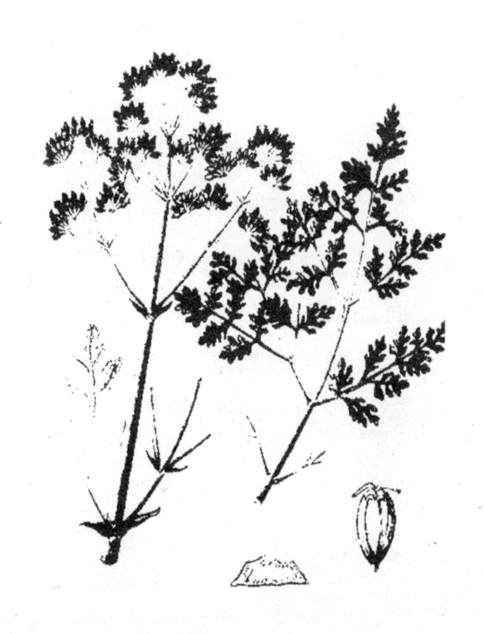

第七章 抗癌小札

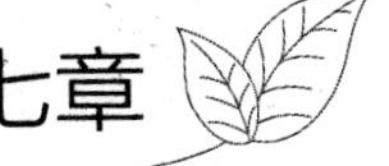

引言

本章中所讲述的故事，作为患者，应关注是否可以从其成功或失败中汲取经验和教训，从而让治疗之路更顺畅、更正确。以下的病案为避免涉及患者隐私，省去姓名及有关信息，大部分由患者及家属口述病情整理，“编者按”是从笔者、从医生的角度进行解析。

故事 1 体检带来的晴天霹雳

江苏　吴先生　54 岁（患者口述）

先兆：我是 2009 年 10 月 21 日在一次单位的体检中，抽血检查结果中有一项 AFP 的值偏高，是 500 多，但腹部 B 超没发现什么。体检建议我复查及进一步检查。我当时也没怎么在意，因为在此之前我对自己的身体一向很满意，也很少生病，更别提打针输液了。高血压、糖尿病、冠心病等跟我不沾边，晚上回到家，闲聊中提起这事，妻子跟我的反应一样，也没觉得什么。过了几天，单位医务室的大夫把我叫去，问我拿到体检结果有没有去大医院好好检查，让我别大意！我当时答应的挺好，但实际上并未在意，日子就这么过着。直到 2 个多月后，单位派我到杭州出差，下飞机后乘坐出租车时觉得胃里不舒服，一阵阵恶心，同行的同事问我哪里不舒服，我还安慰别人可能是晕车吧。虽然我坚持干完了出差的工作，但在杭州的那一周始终觉得胃里不舒服，胃口不像以前那么好，酒也喝一点就感觉喝不下去了，全身总觉得不舒服。同事们一直以为我是劳累、晕车了，给了些藿香正气液，我吃了也不太管事。回到家后的半个月始终是这样，而且疲乏感越来越重，妻子嘴里总念叨：你脸色最近不好啊，觉得人也有点瘦了。我这才意识到是不是该上医院看看了。

确诊：当时去了省里有名的鼓楼医院，结果却让我惊住了：大夫说我的腹部 CT 提示肝脏上长了 2 个病灶，一个大小 7cm × 5cm 左右，一个为 1cm × 2cm 左右，不除外恶性肿瘤，需要进一步检查。后来我又抽了血，AFP 值已经 3000 多。大夫当时很肯定地告诉我就是得了肝癌，并且让我赶紧接受手术治疗。真的是晴天霹雳，家里面一下塌了。对于治疗结果，大夫告诉我不能保证百分百，而且生命留给我的时间也不多了。

治疗：当时我的心里非常苦闷，但由于我的固执，并未接受手术治疗，而是让家人陪同我去了一个可以做伽马刀的私立医院。这一步是我走得最错的一步，因为当时看报纸上的介绍，很多患者进行治疗后病灶都消失了，甚至有些比我肿瘤还大的患者都完全康复了，所以我确信只要做了这个治疗就可以不用开刀，就完全好了，能活几年是不成问题的。期间因白细胞下降、血小板降低打过升白针、输过血小板。而且期间我的症状越来越重，人虚弱得不行，胃口也很差，大夫总劝我是放疗的副反应，挺过去就好。结束伽马刀治疗后的 1 个月复查肿瘤并未缩小，反而长大了，肝内病灶由 2 个发展到了多个，出现了肝内转移，并且腹部已经有少量积液形成——治疗失败了。当我拿着这样的结果再次回到鼓楼医院的时候，大夫把我数落了一顿，并且告诉我现在已经错失了最佳的手术机会。只能考虑尝试介入栓塞，但效果不会太好。但是不管怎么着，不试也不行了，而且我已经走错了一次。介入术后我高烧不退，饮食基本靠营养液维持，熬到一个月后复查，大夫告诉我介入的效果确实如预想的一样不好。让我先养养身体，再考虑接下来怎么办吧！当时我真的无法形容我内心的悔恨和痛苦，愧对家人为我所做的一切，看着妻子、女儿，我的心不甘啊！此时的我才意识到：以前看不起的几年时间，现在感觉却是如此的宝贵，哪怕现在多活一天也好啊！

没有了手术、介入、放疗的机会，大夫告诉我就只有保守治疗，并劝我出了院。当时我的体重下降了快40斤，脸色蜡黄，能起立活动的时间已经很少了，总是拉肚子，基本吃不下什么东西。但我不想抛弃我自己，不管怎么说，我只有50多岁，我不愿意就这样死去。周边的亲戚、朋友也替我难过和着急，最后没办法，我在妻子的陪同下选择了中医治疗，第一次是妻子替我来看的病，因为身体实在虚弱，但吃了半个月的药发现精神好了许多，吃饭也好点，想让大夫好好再给看看，就让家人带我一起过来了。

编者评语

接触这位患者是2010年的7月左右，一个门诊患者，当时已经消瘦得很厉害，脸色萎黄，AFP值高到了1万多，轮椅推着来的，全家人都很殷切地盼望能把病治好。笔者注意到患者看上去非常的弱不禁风，但是两个眼睛却有一种很吸引人眼球的亮光，一种很渴望生命的眼神；而且在收集病历资料的过程中，他一个劲地说很后悔、很后悔。后来在电话中谈及了他以前的就诊经过，虽然患者现在已经心态平和，但笔者把它写下来，是因为里面有值得肝癌患者及家属深思的地方。

1. 患者发现 AFP 值升高的时候为什么不再去复查或到更好的医院进行进一步检查?

（1）患者的体检报告已经表明其身体有问题，可是患者自身及家属因为对疾病知识的缺乏及对患者身体健康的过度自信而错失了机会。其实患者当时属于临床上所说的亚临床期肝癌，如果当时采取积极的治疗，不至于病情发展得那么迅速。

（2）虽然体检大夫提醒患者需要进一步检查，但并没有详细为患者讲解这项指标升高的意义、没有详细告诉患者应该怎样去复查、如果出现相关的症状会有什么意义，以致未能引起患者的足够重视。

（3）当患者出现胃部不适、消瘦、乏力症状的时候，应立即上医院进行检查，肝癌的病程发展较快，耽误时间会错失一些有效治疗的机会。

2. 为什么这么好的医院的大夫告诉患者应该手术的时候，患者不相信大夫而宁可相信广告的宣传？分析原因如下。

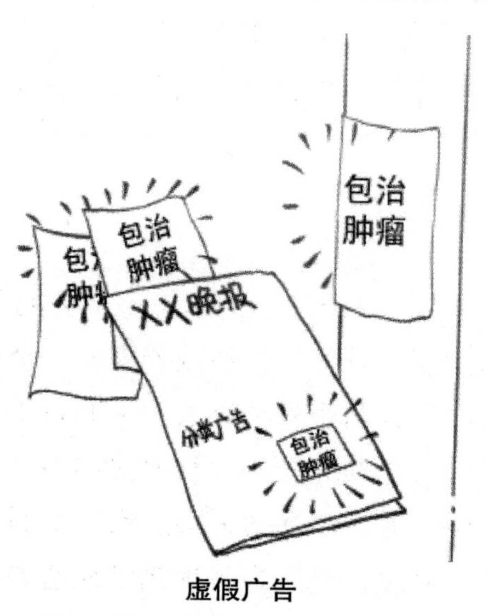

虚假广告

（1）患者对肝癌疾病的各种治疗方式及预后没有一个正确的认识，过于期待奇迹的出现。

（2）并不知道手术治疗是所有肿瘤治疗的首选，肝癌更不例外，是最重要也必须走的第一步。

（3）肝癌的每种治疗方式虽然都是有意义的，但是何时使用、该使用哪种，是有顺序的、有主次的。当错失了最佳的治疗时期，就错过了一次有力战胜癌细胞的机会。

故事2 切忌在肝癌伤口上再撒“盐”

陕西　党先生　42岁（医生口述）

这个患者是我刚当大夫时接收的由其他医院转院来的一个住院患者，护士告诉我患者已经安排好床位，让我过去看一下。在我还没走到病房门口时，就传来患者对家属的阵阵斥责声。脾气不好的主，这是我的第一感觉。我上前去问患者：“你好啊！我是你的主管大夫，我姓 ×，你哪里不舒服啊？能把详细情况告诉我一下吗？”“我哪里都不舒服！”说完，侧卧，任凭我再问都不理我，他的妻子不停地跟我道歉，说脾气就这样，请我不要见怪。但说实话，我心里真不舒服，闭门羹吃得不清不楚的，只好等一会再去看患者，先把他的妻子叫到办公室了解了大致病情经过。再后来诊疗过程中，他因脾气和性格的古怪，对大夫及护士都造成了很大的困扰。后来因交谈的深入，了解到一些其他信息：患者是陕西人，很早就来北京打工了，凭着自己的努力，从小饭店端盘子的服务员一步步做到了老板。在10年前，患者其实就已经查出有大三阳，但是患者极端的固执且不重视，整日大鱼大肉，抽烟喝酒从不忌讳，更不要说去治疗。半年前开始消瘦，最重时的200来斤到现在住院时的100来斤，后来在一次喝酒后因消化道大出血到医院才发现已是肝癌晚期患者。开始先做了两次介入治疗，但效果并不明显，后来又进行了两次生物细胞免疫治疗，却发现了肺转移。期待中西医结合治疗才转入我科。后来在进一步检查中，还发现了有胸膜、腰椎转移。患者的病情一天一个样，加之患者急躁的性格，目前的治疗手段都不可能让患者马上缓解不适。患者总是在发脾气，难受时只要不立即解决痛苦，就斥责家属及医生、护士。在家属的要求下，最后给患者抽取了腹腔积液、胸腔积液，下了胃管。我一再告诫患者，腹腔积液及胸腔积液每天的放液量需要遵大夫医嘱执行。但是患者并不配合，只要觉得憋气、肚胀就自行放取积液；发给他的药，觉得好就吃，认为不好的，任凭大夫怎么说也不会服用；液体的输入也一样。患者曾放言：“只要我还能动，还能说话，治疗就得听我的。”并且要求家属转入其他医院进行治疗。但是此时除了患者，所有人都明白，患者剩下的只是等待，目前的医疗手段已无力回天。最后患者因腹胀难以忍受，发脾气狂躁不安再次消化道出血，入住 19 天就失去了生命。

编者评语

这个患者是因为其古怪的脾气和性格让笔者难忘。回顾这个案例，里面包含了肝癌发病的原因及并发症，以及患者应该拥有怎样的心态去配合治疗等方面的问题。

1. 患者发现肝炎 10 多年，却忽视对其进行治疗。

2. 对于自己嗜酒嗜烟的习惯，从不觉得它们是促使癌症发生的另一个重要因素。

3. 对于肝癌，若出现了转移，就意味着到了晚期；如果出现了胸腹水、消化道出血等较严重的并发症，治疗其实就很难逆转病情。

4. 对于很多癌症患者，胸腹水的抽取目前在治疗上一直存在争议，因为抽取积液只能缓解患者不适症状，对于疾病本身及体内基础营养物质的储存没有很好的帮助。

5. 虽然大夫理解每一位患者生病后的苦闷，但是拥有一个健康的心态、正确配合大夫的治疗是有益而无害的。长期的情绪暴躁，对于肝癌患者的治疗及预后极其不利。

说到这里，我们一起回顾 2013 年 2 月新闻报道的一则真实消息：

57 岁男子被癌症“吓死了”：得知检查结果前，他还无任何不适，可得知得了癌症的 3 天后，他竟被“吓死了”。马先生是荆州人，1 月前带朋友到当地医院看病。在朋友做 B 超时，无任何不适的马先生请医生也给自己做一个，没想到在其肝脏发现一个肿块。他随即又做了肿瘤标志物等检查，被确诊为晚期肝癌。得知结果，马先生当即呆若木鸡，回到家中茶不思饭不想，第 3 天被家人发现呼之不应，送到医院不治身亡。

后续：马先生真的是被吓死的吗？带着疑问，马先生的家人后来专门找到中南医院心理咨询室副教授肖劲松。肖教授说，这种情况确实有可能发生，是不良心理因素加速其死亡。一个正常人在受到“死亡惊吓”后，一个星期内白细胞数量可下降一半。许多癌症患者之所以迅速死亡，除病情因素外，在很大程度上，也是紧张、压抑、悲观失望等不良心理状态所致。目前研究也显示，临床上约有三成癌症患者死于恐慌情绪，因此患者在面对自己的疾病时应该具有怎样的心态显得尤为重要。

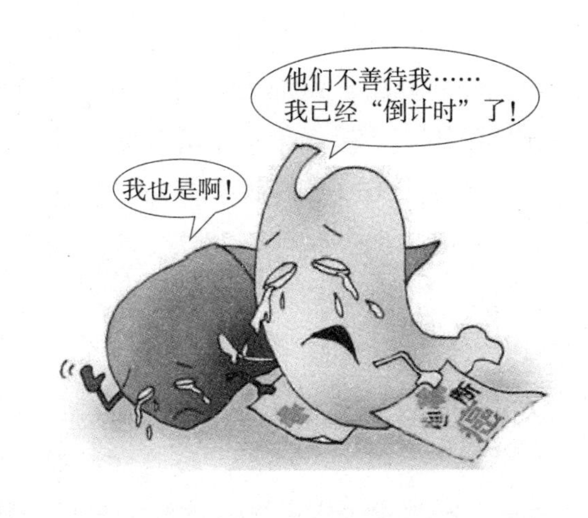

故事3 正确认知后的阳光明媚

河南　李先生　55 岁（患者口述）

我是 2010 年 7 月因右胁部胀痛到当地医院行检查时，腹部 B 超显示肝右叶巨大占位 92mm × 89mm。当时真的没有想到会这样，因为我长期身体素质都很好，还经常打篮球。这样一个消息带给我的无疑是震惊。但多年的机关管理生活已经养成我遇事不惊的性格，很庆幸的是我的家人也跟我一样保有同样的心态。我们要做的第一件事就是去大医院行进一步的确诊和治疗。很快，我们就到了上海的东方肝胆外科医院，证实确实是得了肝癌。大夫建议做介入手术治疗，我没有任何犹豫或怀疑。对于药物及治疗我都很认真地听取大夫的建议。11 天后我出院回到家里，但术后还有些腹胀、下肢浮肿的不适，促使我静下来很认真地思考接下来我应该怎么办的问题。中西医结合抗肿瘤，这是我一直遵循的信念。对于中药，我相信老祖宗传承了几千年的文化，必定有它存在的价值，我并不排斥。后来了解到了北京一家全国知名的中医医院效果比较好，当时因为身体还未完全康复，第一次去看病是让我的外甥带着我的病历资料去的。服过中药后，症状缓解比较明显，肝功能指标也慢慢恢复到正常，这个过程大概有 1 年多，维持的都很好，因此我一直坚信中药也对我的治疗起了帮助。在这个治疗过程中，我和我的家人生活一如往常。我的工作主要是在办公室，不劳累，但也需要每天都在工作岗位上。我从生病至今从来没有放弃过我的工作，闲暇时，仍经常出去打打篮球，和棋友下下象棋，这样的日子使我经常忘记自己是一个肝癌患者，很多时候如我自己不说，别人都不会想到我会患有这么严重的疾病。在我的认识里，肿瘤就是一种慢性疾病，为什么不能像对待高血压、糖尿病一样认真地对待癌症呢？对于治疗，我始终听信大夫的，需要什么检查我就做什么检查，需要什么治疗就做什么治疗。当然，我选择的医院都是经过千挑万选出的有名的正规大医院，这也是我充分相信大夫的原因。自从生了病，大夫让我戒烟酒，我很快就戒了。在指标恢复到正常一段时间后，我也不想再服用中药，毕竟比较苦涩，但 8 个月后，肝脏复查显示有复发的征象，大夫让我选择，可以做介入也可以不做，但我选择了积极治疗。介入术后我再次把苦涩的中药汤剂服用上，从此再也没有间断。2011 年 3 月，虽然我的肺上也出现了问题，肺部转移，但因为我不间断的治疗，后来肺上的病灶居然消失不见了，至今的我仍按时复查，出现任何结果我都不会想太多，悲观和失望的情绪只会给我和我的家人造成更大的困扰，更不想因我的生病而打乱家庭的生活习惯。

如果出现问题，我听大夫的，及时解决。到目前为止，我参与了 7 次介入治疗，中药服用也 2 年了。我的状态一直很好，能打篮球，可以有 1 个多小时的活动量；在饮食方面，不偏食、挑食，更不胡乱忌口；不听信偏方或广告宣传；养成良好的睡眠习惯，晚上 10 点左右入睡，早上 6 点左右起床。我只相信科学的方法，只有大夫和药物能给我希望。

编者评语

这个患者是因为笔者搜集病例的需要，给了其联系电话。患者每次就诊前都要打来电话，询问我是否能按时出诊。我一直很好奇，一个晚期肝癌患者至今已经生存 2 年 7 个月。2013 年 3 月份，我给患者打电话让其告诉我有什么在抗癌过程中好的经验值得大家分享，他把这个故事告诉了我，声音无比的洪亮，各方面没有明显的不适，继续上班，篮球和象棋仍是其最大爱好。对话最后，患者告诉我一定要让我告诉和他一样站在抗癌道路上的病友们，“心情要越来越好，心态要越来越宽阔，相信大夫，相信科学”。我想这是每个大夫都期望的，如果每个肝癌患者都这样该有多好。这是一个成功的案例，有以下几方面值得其他患者借鉴。

1. 患者拥有一个良好的心态，发现自己是肝癌后并没有悲观失望，家里也没有轰然坍塌，第一步是及时去好的医院确诊和治疗。

2. 中西医结合治疗肝癌，不仅采取了西医先进的治疗技术，也不排斥中医在提高机体免疫力、扶正抗癌方面的积极优势。

3. 对于治疗，患者充分相信大夫，并没有过多的疑虑。很多时候在患者思前想后耗费时间时，因为病情的迅速进展而丧失了有效治疗的机会。

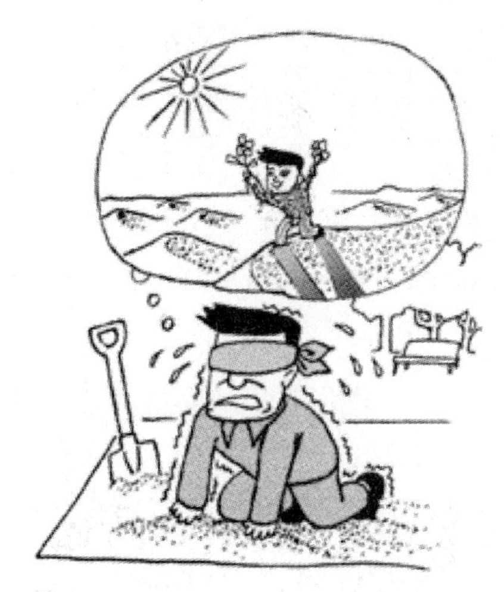

4. 对于医院的选择，患者选择了在西医治疗方面很有权威的东方肝胆外科医院或肿瘤医院，中医方面选取了正规的全国有名的中医院肿瘤科的大夫。

5. 患者不去关注任何广告的宣传，对疾病的预后有很正确的认识。

6. 一如既往地积极面对生活，抛

开自己是一个肿瘤患者的思想。家属也是同等的对待患者，让患者不会因为特殊而心态发生变化。

7. 合理的饮食，适当的运动，丰富多彩的业余爱好，规律的睡眠，是对疾病恢复强有力的帮助。

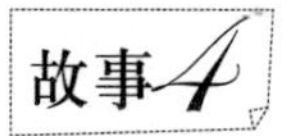

故事4 中医中药的神奇力量

内蒙古人　庞先生（患者妻子口述）

我丈夫是 2010 年 7 月喝酒后突然吐血，到了医院大夫说是消化道大出血，进一步检查后，大夫告诉我丈夫得了肝癌，并且把腹部 CT 检查报告给我们看，上面写着：肝右叶多发占位，最大为 8.9 厘米 ×7.8 厘米，并伴有双下肺转移。当时我丈夫只有 33 岁，我们的孩子还很小，经营着一个小旅馆，生活过得虽然不富裕，但平静而幸福。当时知道这个结果很痛苦，但我对这个病一点也不陌生，我的哥哥、他的哥哥及舅舅全都患有这个疾病，而我们的哥哥全都因为肝癌去世了。为看病，我们从翁中特旗到了赤峰市，最后的结果都告诉我们没有任何手术的机会，只能保守治疗；并且告诉我们，我丈夫这样的情况不会活过半年。丈夫就在我的身边，我们都很了解病情，虽然自始至终他从没有露出一点痛苦的表情，但我从他的眼神里能感觉到疼痛。我和他的生活，1 天也好，1 年也好，3 年也好，即将和以前的 1 天、1 年、3 年完全不同了，是完完全全不一样的世界。我也很清醒地认识到，如果再不采取任何治疗，我的丈夫很快就会离开我。这时他的舅舅过来探望我们，他本身也是一位肝癌患者，幸运的是他做了手术，随后接受中医药的治疗，恢复的还可以。舅舅说如果是保守治疗，那只能去找中医了，最后给我们介绍了北京一家中医医院的肿瘤科。说实话，当时我们也是没有办法，但不能就这样看着等着丈夫离开我。从听说、到准备、到真的来到北京，我们没有丝毫的犹豫，很快就到了北京开了中药。我平时性格很开朗，遇到这样的事也会遭受打击，但丈夫和我都尽量想让对方不因为疾病而痛苦，所以我们都很少谈论疾病，只是在他痛苦的时候，我安慰他："哎呀！没事，好好吃药就会好的！"一如既往地生活，但有什么重体力、跑远路的活我都揽过来，真的心疼他，但又希望不要让他感到对他的过度关注，怕对他形成压力。也有亲戚或朋友给我们介绍其他很多保守治疗措施，但我们都放弃了，用丈夫的话说："我就想喝着中药，不花钱也不费事，好好地和你把往后的日子过好！"所以我们总是很准时地2个月复查一次，2个月上一次北京，基本从来没有改变过。服用中药的过程中，丈夫的很多不适症状得到了缓解，期间肿瘤也有过缩小，我们真的很开心，对疾病更有信心。生活一如既往，只是到了2012年7月份，复查发现腹水，当时的想法还是很简单，就保守到底了。每次上北京，主诊的主任对我们都非常好，看病也很认真，方药也根据病情改换，回来后腹胀等症状得到了控制，但我不再让他干旅馆的活了，尽量让他休息，再去北京也是我一个人去，我知道日子不多了。但我已经很感恩，从生病宣判到最后结束的日子，丈夫整整熬过了2年3个月，比预想半年时间多了很多，而且只是最后的3个月，他才感觉到自己是患者。在去世前的4天，丈夫卧床不起了，我们没有选择去医院，不想再进行抢救，这也是他临终前最大的心愿。2012年10月14日，他永远地闭上眼睛离开了我。

编者评语

这是我的病历库里为数不多的晚期肝癌仅采用中医治疗的患者，从发病到最后去世，没有参与过其他任何治疗，而且在治疗过程中，相当长一段时间病情很稳定，曾有一段时间肿瘤缩小，病灶变少。夫妻两个每次都结伴而来看病，从他们的言谈举止中能感觉互相浓浓的爱意和农村人的质朴，看病很听医生的话，交谈很客气，留给我的印象很深。后来当我再次打电话询问患者病情的时候，患者的爱人告诉了我他去世的消息，并且对我们表达了充分的感谢。当我想让她讲讲这个故事的时候，她毫不犹豫地答应了，并且一直在感谢我们。放下电话的那一刻，眼泪真的不由自主地流了下来，因为对于一个晚期巨块型肝癌患者来说，两年真的实属不易。

这是一个晚期巨块型肝癌患者，伴有双肺多发转移，曾经有消化道出血，但生存期却长达 2 年 3 个月。他们夫妻做到了什么，虽然说起来没有很复杂的就医路，简单到只用了中医药治疗，却维系了漫漫长路，归其原因如下。

1. 心态平和，正视病情，一如既往地好好生活。

2. 相信、配合大夫，好好服药，按期复查。

3. 从这里不难看出，我国传统的中医药在肝癌的治疗中起到了很好的疗效。

其实每个人都有一个故事，每一个肝癌患者都能为此添加一笔；每个人都有一段属于自己的历程，但每一个肝癌患者都要为此比别人走得更辛苦。闻此所言，即当信受，汲取自己所需，改变自己所缺，提高治病的决心。生活的路本来就不平坦，渴望生命，是每个人都会有的，所以不用太介意，尽量做到潇洒、平和、淡然。

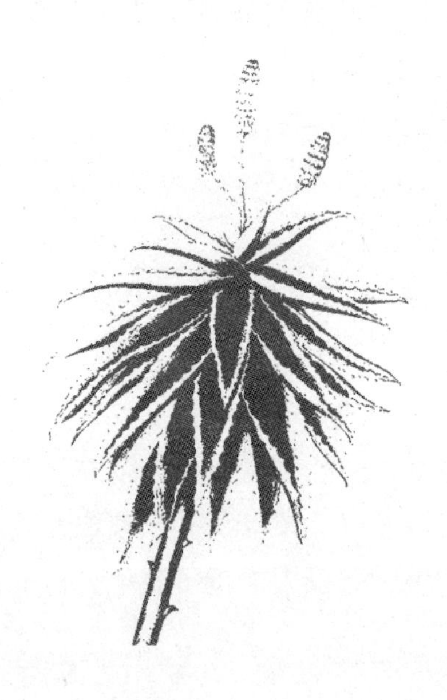